AQUARIUS

AQUARIUS

AQUARIUS

AQUARIUS

Enjoy是欣賞、享受，

以及樂在其中的一種生活態度。

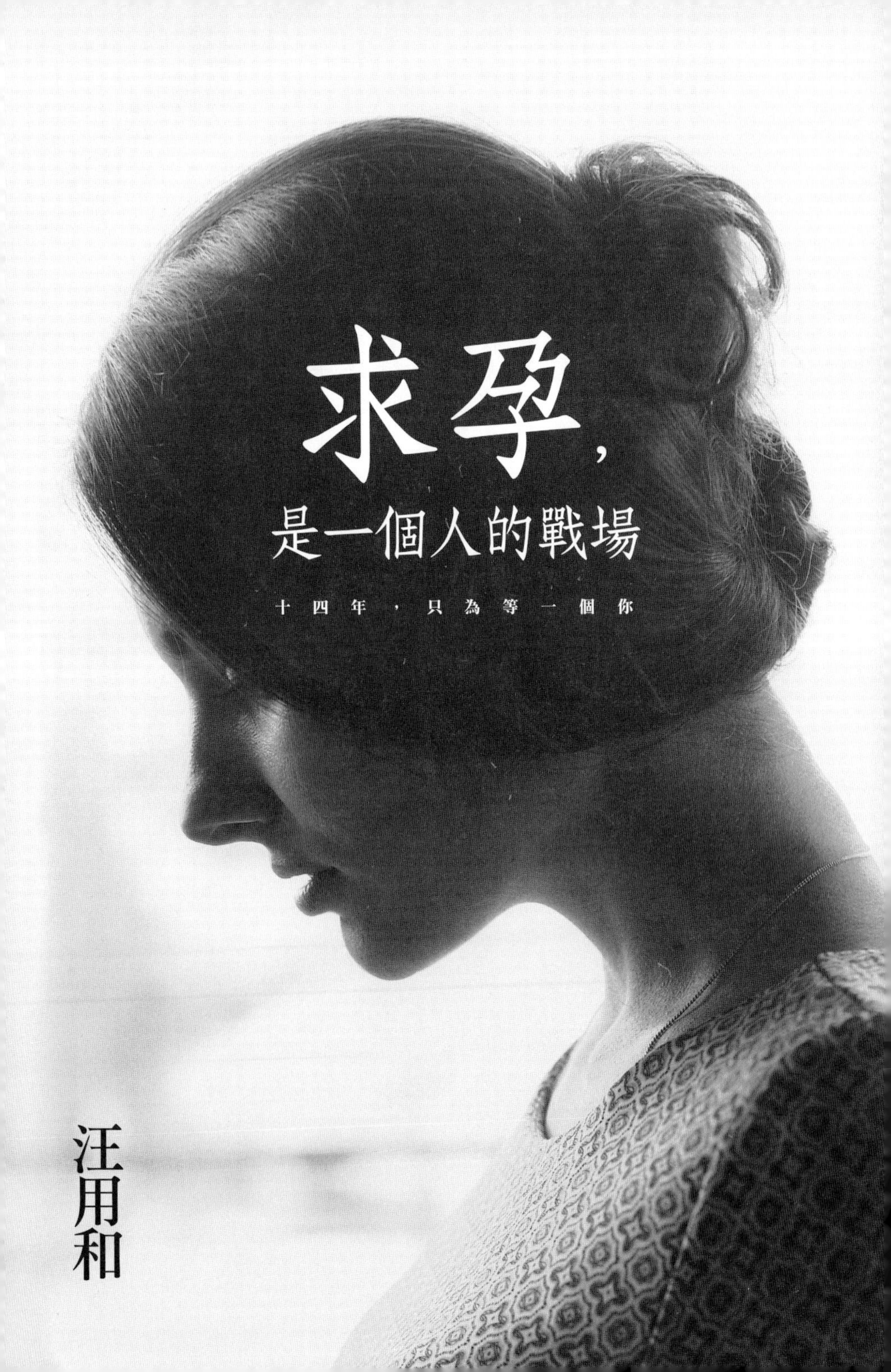

求孕，是一個人的戰場

十四年，只為等一個你

汪用和

淚光閃閃，感動推薦！（依姓名筆劃序排列）

吳明珠中醫師（吳明珠中醫診所院長）
吳淡如（作家／主持人）
沈春華（金鐘主播）
周慧婷（遠見天下文化教育基金會未來教育中心執行長）
林書煒（POP Radio台長／主持人）
林靜如（律師娘／作家／娘子軍行銷有限公司負責人）
張明揚醫師（生殖醫學會前理事長）
得體夫婦（部落客）
郭育誠中醫師（當代漢醫苑院長）
陳海茵（東森新聞主播）
黃瑽寧醫師（馬偕兒童醫院小兒感染科主治醫師）
趙婷（作家／主持人）
蔡詩萍（作家／主持人／台北之音電台台長／一個女兒的老爸）
鄭凱云（知名主播／「健康2.0」主持人／《凱云主播的減法教養》作者）
盧秀芳（中天新聞主播）
魏曉瑞醫師（臺安醫院婦產科及生殖醫學暨不孕症中心主任醫師）

等一個你，等了好久好久，

久到不知道那時間長度該如何度量，

那中間寬度能容納多少故事。

因為……到目前為止，

你，始終沒來。

【前言】

妳並不孤單

寫這本書，是希望能夠幫助許多像我一樣的婦女抒發心情。

最好，還能夠協助周遭的親人理解她、支持她，以及讓她感到有被療癒的效果。

雖然我的不孕，一直未曾被療癒——直到此刻，寫下這一切……

目錄

PART 1

我想成為母親

隨著日子一天一天過去，年齡一年一年增加，每天都聽到時鐘「滴答滴答」地，不斷在對我說：妳幾歲啦？妳幾歲啦？妳幾歲啦？……

PART 2

什麼方法都來吧

就是想要有孩子，這是多麼單純的心思、多麼殷切的期望，也是一種多卑微又多巨大的想望啊。

PART 3

走遍了世界找「你」

我們漂洋過海走了如此之遠，我們曲曲折折過了如此之久，而現在，我只想沉沉睡去。

目錄

【追尋】

等待神蹟

窗外的天氣十分晴朗。

我坐在窗邊，沐浴在陽光裡。

我的背被晒得暖烘烘的，裸露的手臂甚至有些微微發燙。

但是，我仍然蜷曲著身子。

因為，我辛辛苦苦在體內興蓋的房子，正在一片一片地土崩瓦解，一點一滴地流出體外。

難過嗎？有一些。

但其實，比我以為我會有的傷心少。

是因為習慣了嗎？習慣了失敗，習慣了再戰，習慣了一次又一次地重回原點，然後，開始重新盼望。

有盼望是好的。

一個室內設計師好友安慰我。她說她一年只來三、四次月經，四十歲那年的某一天，她東奔西跑巡了幾個工地後，覺得肚痛得厲害，找了家診所看，醫師說是腸胃炎，開了消炎止痛藥，要她回去多休息。

工作認真負責的她沒有休息不工作，但醫囑的一天三次藥倒是沒停吃過。吃了幾天，肚痛並無好轉跡象，於是她去了另外一家診所就醫。醫師仔細問診後，說：「妳很可能是懷孕了，去抽個血驗一驗吧。」

她驚嚇萬分，因為她為自己所畫的生命藍圖中，不曾留有兒女的位置，而且更重要的是，她吃了這麼多天的藥呢！她是高齡產婦，還吃了一堆西藥，「可能會產下畸形兒」的這念頭令她好害怕。

她問醫師，她是否應該將這孩子捨棄。醫師說：「妳這麼大年紀，能懷孕很不容易，我是勸妳不要輕言放棄。妳這樣的狀況，孩子還沒掉，應該就是跟妳有緣吧。」

那孩子果然與她有緣，在她子宮時緊緊相黏，出了母體則是又健康、又聰明、又漂亮的一個小娃兒。

她說：「我這樣都可以有孩子了，妳一定更沒問題的！」

信、望、愛。

我需要信、望、愛。

又或者，我需要的其實是一個神蹟。

PART 1

我想成為母親

隨著日子一天一天過去，年齡一年一年增加，

每天都聽到時鐘「滴答滴答」地，不斷在對我說：

妳幾歲啦？妳幾歲啦？妳幾歲啦？……

我才不要生小孩

我不知天高地厚地嘻笑以對，卻渾然不知「人定勝天」這句話，從來就是錯的！

這樣不是很好嗎？

還清楚地記得高三那年，幾個好友面對聯考的壓力與苦悶，坐在學校光復樓階梯上，天馬行空地述說期盼中未來的自己。

當時的我隻字未提要做記者、當主播，反倒是說：「我將來不要生，只要領養小孩，但是把他們養到上大學後，我就讓他們自力更生，然後再去領養其他小小孩。」

「為什麼？」好友問我。

我說：「因為生孩子太痛，養小孩太累、太掛心，但是我又很喜歡小孩。領養別人生的不會痛，把他們養到大，他們有自己的生活，不理我了，我可以再有其他小孩陪伴，同時也幫助其他的小朋友長大，這樣不是很好嗎？」

這樣不是很好嗎？我是這麼地喜歡小孩，卻又是這麼地怕痛、怕牽掛。這樣不是很好嗎？

●●

我有一個同父異母的妹妹，年紀與我相差十八歲。從她住在保母家時，我就喜歡去陪她玩；等她大了些回家住，我更是喜歡講故事給她聽、接送她上幼稚園。

剛考上台視時，我多了一個小姪兒。白天工作時，我常常想著他，晚上下了班，同事無論是找吃飯或約唱歌，我都婉拒邀約，因為我歸心似箭，只想趕快去與那可愛的小傢伙玩。

後來，我的表姊生了兩個孩子。單單只有老大時，我們的互動條件比較少，老二出生後，機會則多了許多，於是，我只要得空就去與兩個小朋友玩，尤其是老二妞妞。我老公曾經寫下他認為我最喜歡做的三件事，第一件就是我「最喜歡去與那林妞妞玩」。

我是這樣地享受與小孩共處的時光，但是，當外婆臥病在床，舅舅、姨媽等人輪流去照顧她，爸爸語重心長地告訴我，「妳將來結婚後，不但要生，而且還要多生。」我的反應卻是回他，「那是你看到舅舅、姨媽他們很孝順，但萬一生個孩子不孝順，那恐怕還沒病倒，就先被氣死了吧！生孩子幹麼？」

真的，在主播台上，時不時會播報一些子女如何不孝順的新聞。另外，記得媽媽以前曾經埋怨過爸爸，「半夜你們哭，你們爸爸都不幫忙餵奶、換尿布，還裹起棉被摀住耳朵睡！」

小時候聽到這話，只知道媽媽是在抱怨帶孩子的辛苦以及爸爸的不是，等自己進入社會，勞心勞力地工作後，才明白要賺錢養家的爸爸應該是因為晚上需要好眠，白天才能有精神、體力上班。而且，我雖不知自己在嬰幼兒時期，父母到底有多辛勞，但我可記得小時候感冒發燒時，爸媽半夜起來餵我吃藥，大人、小孩雙方拉扯的痛苦啊！

所以，幹麼要生孩子呢？有空沒事玩玩別人的小孩兒，然後，「啊！尿布濕了，還妳！」這樣不是輕鬆多了嗎？

若要養兒防老，我覺得那還不如多賺點錢，將來倚靠看護或五星級養老院，恐怕還比較實際又不會招傷心呢。

更何況，我已經有這麼多家人可以愛了，不管是長輩、平輩、晚輩，都是我心頭一輩子的記掛。我才不想再來個小孩，讓我得多個人牽掛一輩子，甚至讓我直到走時，都還掛念他的學業、他的工作、他的家庭、他的健康……他一切的一切。

所以，我才不要生小孩呢。

百分之二十的成功率，算低嗎？

結婚後，當老公說他想要生小孩時，我雖然沒有直截了當地把「不生小孩」的長篇大論告訴他，但也東說一點（「啊，我們是都還算高薪，但要想給孩子理想中高品質的生活，恐怕也還是吃力的啊。」）、西說一點（「嗯，但是我很怕痛耶！」），委婉地表達了我對生孩子的疑慮與恐懼。

而他都耐心地回應，「妳放心，我會存孩子的教育基金。」「為母則強，生時妳就不怕痛了。何況現在還有什麼無痛分娩，不是嗎？」

聽到老公很誠懇地對我說：「我覺得一個家要有孩子才完整。」我雖然有些動容，但還是不解：我們現在不是生活得挺開心嗎？我沒有覺得不完整啊。

再聽到他說：「如果沒有小孩，我會覺得自己那麼拚，有什麼意義呢？」我雖然更感動於他柔軟的渴望，但還是不禁微怒：你在說什麼啊？你那麼打拚，不能是為了我嗎？

好友的先生是不孕症名醫，聽多了先生聊一些大齡女子「做人」的辛苦，她曾經好心地提醒我，「妳三十六歲結婚已算是高齡產婦了，如果想懷孕，要加緊腳步啊！」

但我絲毫不以為意地開玩笑說：「怕什麼？有妳老公啊，等我想生時，就去找他生啊。他不是很會幫別人生孩子嗎？到時就要他對我負責啊！哈哈！」

她白我一眼，以醫師娘見多識廣的口吻告誡我，人工受孕、試管嬰兒不代表一定會成功，而影響成功率高低的最關鍵因素就是「年齡」，年紀越大，越難受孕，超過四十歲的女人想要懷孕，成功率大概就只有百分之二十了。

「所以，」她說：「妳如果過了四十歲才想懷孕，就不要來找我老公，我可不想我老公的成功率被妳拉低，英名被妳毀了。」

百分之二十的成功率？這機率算很低嗎？我嘴裡說著，「放心，我對妳老公有信心。」心裡想著：人類都能上太空了，生個孩子哪那麼難啊？

我不知天高地厚地嘻笑以對，但在我自以為幽默時，卻渾然不知「人定勝天」這句話，從來就是錯的，而且錯得很離譜！

放輕鬆的壓力

反正我沒有感覺到特別承受不住的壓力狀況，那應該就還好吧……還好嗎？

超標嚴重的壓力指數

每每在演講或上節目分享求子經歷時，我都會說自己是標準的「少壯不努力，老大徒傷悲」。觀眾往往聽得發笑，但其實我是很認真地如此檢討自己。

怎麼不是呢？婚後兩年，都三十八歲了，我因為一些好友的勸告和分享，才終於決定要去看看不孕症醫師。

那是長庚醫院的不孕症名醫張明揚醫師，他說：「妳順便驗個壓力指數吧。」

壓力指數？有這種東西？但反正不多花錢，也只是順便再多抽一點血，那就驗吧。

「妳壓力很大喔！」張醫師看了看檢驗結果，微皺著眉頭對我說。

壓力很大？現代社會，哪個人壓力不大？

醫師像讀出了我的心思般，繼續說：「雖然現代社會，大家普遍都有壓力，但很少有人的壓力指數超標，超得像妳這樣嚴重的。」

超標嚴重？不會吧，我並不覺得自己有那麼大的壓力呀。

醫師推推眼鏡，又說：「**那是因為妳習慣了這樣的壓力，妳用意志力去撐，但其實妳的身體已經受不了了。**」

是這樣嗎？

時間，追著年齡跑……

雖然我覺得醫師講的應該是有道理的——做記者隨時要想著搶獨家，更擔心漏新聞；做主播則常常得在主播台上應付突發狀況，每天更需要與每分鐘調查的收視率數字搏鬥、奮戰……這樣想想，壓力是真的還挺大的！

但是，愚蠢的我同時也心想：那又能怎麼辦呢？反正自己沒有感覺到特別承受不住的壓力狀況，那應該就還好吧。

「應該還好」嗎？

傻的哩！

在經過不斷求醫，「閱人無數」之後，我才知道，**原來壓力會影響腦下垂體等內分泌系統，連帶地，也就影響了婦科的功能，所以「放輕鬆」其實是很重要的。**

只是隨著日子一天一天過去、年齡一年一年增加，我越想放輕鬆，卻越是放鬆不下來，因為每天都聽到時鐘「滴答滴答」地，不斷在對我說：妳幾歲啦？妳哪有放鬆的條件啊？

妳幾歲啦？……

無排卵月經?!

有月經，但沒有排卵？我每個月是在痛心酸的嗎？那我要怎麼懷孕、生小孩？

「放鬆，放鬆，放鬆……」護理人員應該是看出了我的不安，拍著我的手臂，要我別緊張。

已經忘了做過哪些檢查了，反正醫師說要我何時回診，我就回診，要我拿著單子去抽血，我就去抽血……

我不知曉做這些事的含意，只是順服地做，然後等待下次的指令。

我……竟然沒排卵?!

這天，張醫師拿著我的超音波與驗血報告，語氣平穩地告訴我兩件我想都沒想過的事。

「妳是不是每次月經來，都會很痛？」

「是，很痠、很痛。痛到不想上班，可是躺在床上也一樣很痛，不上班似乎也沒什麼用，因此，每次都還是乖乖去上班。但是，我們的工作又常常需要站立等候新聞採訪對象出現，所以真的覺得很煩、很不舒服。」

我一股腦兒地訴說感受，好像終於有人願意傾聽我的委屈了，因為長那麼大，從來沒有人問過我月經來會不會痛。當然，我也完全沒有意識到，原來應該要思考：那樣的痠痛感覺到底算不算正常？

「所以會痠、會痛，是不正常的嗎？難道有人不痛嗎？」

我想到在台視辦公室，曾經看過同事因為月經來，止痛藥一吃就是兩顆。也想到國一時，有個同學某次月經來，痛到連走都走不動，我陪她在路邊坐著休息好一陣子，再攙扶她回家。所以會痠、會痛，不是每個人多多少少都會有的嗎？

「嗯，妳會痛是正常的。喔，不是，我的意思是說，正常是應該不會痛，但是因為妳有子宮內膜異位，也就是俗稱的巧克力囊腫，所以妳會痛是正常的。」

「這嚴重嗎？」醫師會提到這點，應該就代表這跟懷孕有關係吧？

「妳的子宮內膜異位不是我看過最嚴重的，但當然也不算很輕微。比較嚴重的是，我懷疑妳應該沒有排卵。」

「啊？沒有排卵?!」

這是我長這麼大，第一次聽說有女生「不排卵」?!以前念書時的「健康教育」課程不是這樣教的啊！

「我每個月都有來月經耶！」

有來月經，怎麼可能沒有排卵?!月經不就是排了卵子、但沒有受孕，所以原本準備給胚胎著床居住的子宮壁用不到，就剝落流血，而成為所謂的月經嗎？

「嗯，理論上是這樣，但是**有一種叫做『無排卵月經』，就是卵泡裡面的卵子並不成熟，或者根本就是空包彈，所以卵泡雖然有隨著時間週期而變大，但裡面並沒有卵子，所以就是沒有排卵。**」

我一陣沉默，不知該說什麼，這已經超過我能夠理解的範圍了。

有月經，但沒有排卵？那我每個月的經痛是在痛好玩，還是痛心酸的？

沒有排卵？沒有排卵，那要怎麼懷孕、生小孩？

這些疑問，我該問醫師嗎？

我該怎麼辦？

一抬頭，我望見醫師桌面玻璃墊下壓著滿滿的照片。

那是一個個可愛寶寶的照片謝卡。

「三個月」是多久？

一年不過只有四個「三個月」，但我的「三個月」卻好像永遠過不完似的。

一個聚餐的場合，有朋友講起發生在他身上的一件糗事。

有一天，在他忙得頭昏腦脹時，祕書向他報告，下週她想要請三天休假。他邊做事、邊回應說：「好啊，請三天喔，那妳是要請多久？」

「哈哈哈哈！」大家笑開了。

我也笑了，但是對我來說，「三天是多久」這個問題其實沒有那麼荒謬可笑，因為我也很想問問：「三個月」，到底是多久？

怎麼辦怎麼辦怎麼辦？

每次去看醫生，只要是初診，都一定需填初診單。單上有姓名、地址、電話、身分證字號、藥物過敏史等資料，還有——年齡。

我真的很不想填這個欄位。除了因為年齡是女人的祕密，更重要的是，我怕看到醫師沉吟的表情，更怕聽到他們沉默之後，終於開口說的話。

「嗯……嗯……妳怎麼拖到現在才來看我？」

嗯……嗯……我真的很想這麼回：醫師，你看不出來嗎？答案很明顯啊——

因為我是個白痴！（才會覺得生孩子有什麼難的。）

因為我是個傻蛋！（才會以為這麼多人都生得出孩子，我怎麼可能會生不出。）

因為我是個呆子！（才會以為科技發達，人類都可以上太空了，還有什麼做不到的。）

因為我是個蠢人！（才會覺得早看醫師、晚看醫師，不過就是早生孩子、晚生孩子的差別嘛。）

這樣的以為，醫師，你理解嗎？

但是，我除了真的是好傻、好天真之外，其實也真的被弄迷糊了。

每次看西醫，西醫就要我，「趕快做試管，趕快做試管。妳都幾歲了，再不趕快做就來不及了！」

中醫卻是一聽到我要做試管嬰兒，就都說：「別去做，別去做，一定要先調養好身體再做。否則妳現在去做，不但不會成功，更只是徒然讓那些西藥針劑更傷害妳的身體，讓妳更難懷孕、又多花錢罷了！」

聽起來都好有道理啊！所以我常常在西醫、中醫、西醫、中醫之間，猶疑擺盪，而時間就像鐘擺般左右左右、滴答滴答地滑走，於是我更心急了：怎麼辦怎麼辦怎麼辦？怎麼辦怎麼辦怎麼辦怎麼辦？這樣的疑問讓我發慌。

在第一次嘗試做試管嬰兒失敗之後，我因為終於知道了自己的身體遠遠不如自以為的好，也覺得每天打針做試管療程的日子太痛苦，所以決定先嘗試看中醫，調養身體。

媽媽

之所以會選擇看中醫，其實與我母親的經驗有關係。

在我剛升小學五年級時，母親發現罹患了肝癌。當時我還懵懵懂懂的，只記得有一陣子，陪媽媽頻繁地去醫院看了好幾次，而有一次，醫師把母親叫進診間，我陪著進去後，醫師對她說了一些話，媽媽就握著我的手走出診間，走出了醫院。

雖然是溽暑的夏天，但在熱鬧的大街上，母親握著我的手是冷的。

回到家後，媽媽打了幾通電話，然後原本在歐洲出差的父親匆匆趕回。

我聽到大人在說：「這個醫師怎麼可以直接就對病人講這些話呢?!」「再多找兩家醫院檢查看看吧？」「台大、榮總……」大人們的這些交談，對一個初讀小學五年級的孩子來說其實沒有什麼意義，只是聽多了，我大概知道——媽媽得了肝癌。

除了原診察醫院之外，媽媽也把片子拿給了台大等大醫院的醫師們看，西醫的結論都是「沒救了」，媽媽「大概只有三個月的時間了」！

說來慚愧，「媽媽即將死亡」這麼重大的事情，在一個十一歲孩子的心中卻沒有任何重量，我還是照常過我的生活，只知道有一天，媽媽去高雄的大舅家休養，也方便她去屏東看人家介紹的一位老中醫。

一個星期後，母親回來了。她的肚子腫脹到像懷胎好幾個月。

我不知道為什麼媽媽肚子那麼大，卻不是要生小baby，但是，母親開始告誡我，「如果有一天媽媽不在了，妳要好好照顧妹妹。妹妹還那麼小，妳到小學四年級，媽媽都還幫妳洗澡，妹妹現在才小學一年級就要自己洗澡了……」常常話還沒講完，媽媽的聲音就已經不一樣，眼睛也變得水亮水亮的。

媽媽說，她要為了我們活下去，所以她特別注意自己吃什麼，與不吃什麼。

她吃什麼？她吃中藥，一天三次，每次一碗。

她不吃什麼？屏東的老醫師給了媽媽一張單子，上頭列了芒果、鴨肉……等等好多食物，對於那些絕對禁止的，媽媽真的一口都不碰。

一口都不碰啊！能夠吃的東西相對少了好多，可以想見，生活當中也少了許多來自於美食的愉悅。

在我國一要升國二的夏天，媽媽喜歡上蓮子的美味，尤其難得的是，蓮子竟然沒有在屏東老醫師的禁制食物之列，媽媽終於可以稍稍滿足口腹之欲了。

於是，她每天都吃上一些蓮子湯，家裡除了飄著濃濃的苦藥味之外，也開始有了煮蓮子湯的淡淡清香味。

我猜想，那段時間應該是媽媽生病以來少有的、比較寬心的日子吧：終於可以嘗一點自己喜歡吃的東西了；住家也從會有蟑螂、老鼠、白蟻的老舊日式住宅，搬到了一棟新大樓；更重要的是，西醫口中的「三個月」，已經在屏東老中醫手中變成了「三年」……

不過，也許是每天吃蓮子太過溫補（有大人如此認為），也可能是命中注定（有命理老師如此說），或是可能，媽媽當時吃的是被漂白過的劣質蓮子（我現在猜想），總而言之，媽媽突然開始狀況不好，常常肚子痛到睡不著覺，半夜醒來坐在床沿，手摩挲著腹肚，口喘著大氣。

才一個月左右吧，媽媽走了。

我開始了解死亡是怎麼一回事。

那就是當妳在學校莫名被老師罵了感到委屈，想要媽媽惜惜時，沒有了，媽媽不在了。

當妳碰到一件有趣的事情，妳覺得媽媽聽了一定也會覺得很好笑時，沒有了，妳話到嘴邊說：「媽，我跟妳說……」卻發現無處可說，無人在聽了。

但是至少，還好啊，還好媽媽撐了三年——哥哥從「國中生」變成了「高中生」，妹妹則從小學的「低年級」要念「中年級」了，我也從「國小生」變成了「國中生」。雖然還都是不夠解事的年紀，但至少沒有那麼完全不懂事了，而這也是促使媽媽撐下去的動力：她的孩子都還小，她要能拉拔一天算一天啊！

因為媽媽三個月生命變三年時光的經驗，我雖然認為西醫絕對有西醫的長處，卻也感到西醫恐怕還是有其侷限，且西醫在醫療上的一些限制，可能也還是要靠中國老祖宗的智慧去突破。而且我年紀大、無排卵，在西醫眼中，應該差不多也就是無藥可救的意思了吧？……

於是，在我的尋醫記中，「中學為體，西學為用」就成了指導方針。

標準答案：三個月

中醫很有意思，不會要妳挨針抽血，也不必做易讓人感覺有些尷尬的內診，更不需注射顯影劑，受又痠又痛的輸卵管檢查之苦。

來，只需要伸出手指往妳的手上脈搏跳動處一搭，號脈厲害的中醫往往就能夠把妳的症狀講得八九不離十：婦科太寒，腸胃功能太差，腎水不足，肝火旺盛，肺氣耗損，脾氣虛弱，思慮過細，睡眠品質不佳……

一連串的症狀說下來，我只好自我解嘲，「看來我全身上下，大概只有『心』還不錯了喔？」

這樣外強中乾的身體，再加上不等人的時間，我往往都會心急地問醫師，「請問我這樣大概需要調多久？」

是中醫教育都這樣教嗎？還是中藥的道理就是如此？幾乎每個中醫師都回說：「大概至少三個月吧。」

三個月，三個月，一年不過只有四個「三個月」，但我的「三個月」卻好像永遠過不完似的。

每當我吃一位中醫師的藥差不多半年，卻似乎沒有好轉跡象時（例如：月經來時還是痛得要命，每天起床還是覺得十分疲累），我就想：「先生緣，主人福」，既然持續了半年都不見什麼效果，也許就是我與他的緣分稍淺，那就換一個醫師試試好了（好在許多朋友熱心提供他們心目中的好醫師，所以聲譽卓著的醫師名單一直不缺）。

於是，我仍然像頭一次看中醫般，驚奇於眼前這位中醫把脈之準確（怎麼能只是摸摸脈搏，就講出一堆西醫需要借助儀器檢查才能說出的症頭啊？），同時，仍然再次滿懷希望地問：「請問這樣我大概需要調多久？」

答案不意外，「大概至少三個月吧。」

接著，又是大約半年過去了，又是覺得該勇敢地與緣淺的醫師說「拜拜」，努力去尋找「下一個」良醫了。

嗯，下一個醫師一定會更好，一定的！（振臂！握拳！）

然後，我又再次讚嘆中國老祖宗的醫道智慧真是博大精深（因為一把脈，又把我的症狀說得準準準），並且再次問出我那千篇一律的問題，「請問這樣我需要調多久呢？」以及，又再次得到「大概至少三個月」的答案。

看出來了嗎？如果我看了二十位中醫師（是的，我確實看了至少二十名中醫師），這樣的過程、對話與回答，就重複出現了二十次！

所以每當聽到又一位中醫師對我說：「大概至少調三個月吧。」我都很想罵人，也很想哭。不是罵醫師，因為我知道那不是醫師的錯；但是正因為沒有可罵的對象，所以也很想哭——我連借題發揮的對象都沒有，而無從發洩情緒啊！

三個月三個月，都跟我說「三個月」，但是已經這麼多「三個月」過去了，難道之前的那些三個月都是白調的嗎？

假如我總共需要十個月的時間調理，那麼至少，第四個醫師應該可以跟我說：「大概再兩個月，或甚至大概再一個月吧。」不是嗎？這數學不是一點都不難嗎？怎麼我卻好像一直在原地踏步，三個月永遠走不到變成兩個月、一個月呢？

到底是怎麼樣呢？

三個月到底是多久呢?!

媽媽的心呀魯冰花

星星在天上眨著眼睛，我在地上想做別人的媽媽，想著我自己的媽媽。

最想念的人

小時候看過一部電影《魯冰花》，讓我哭得要命，心想：怎麼會有這麼可憐的小孩啊！

長大後，對於《魯冰花》的詳細情節已經不復記憶，只記得好像有一個很會畫畫的小男生，家裡很窮，在學校受盡不公平待遇，最後他的畫終於受到肯定，但他卻因為營養不良又或是無錢看病，而離開了這個勢利的殘酷人世。

關於電影內容，記得的不多，但是每次只要聽到主題曲〈魯冰花〉，還是忍不住就想掉淚：天上的星星不說話，地上的娃娃想媽媽，夜夜想起媽媽的話，閃閃的淚光魯冰花……尤其只要一唱到「地上的娃娃想媽媽」這句，我的鼻子就忍不住發酸，眼眶也濕了，因為我真的就像個小娃兒一樣想媽媽，也想起媽媽的話啊！

媽媽跟我說了許多、許多話，都讓我印象深刻，例如她說：

「要有樣子，不要讓人家說妳沒有家教。」

「不要跟別人借東西，因為萬一東西有什麼問題，即使原本就是那樣，朋友也可能以為是妳弄壞的，那樣就傷感情了。」

另外，媽媽也說：

「要記得，男怕入錯行，女怕嫁錯郎。要嫁，就嫁一個對妳好的人，否則還不如不嫁。」

媽媽二十歲時，就嫁入一個大家庭。

除了婆婆之外，她的婆婆也有婆婆——也就是說，媽媽有兩個「婆婆」要相處，一個是她自己的婆婆（我的祖母），一個是她婆婆的婆婆（我的曾祖母）。因此，她不但有自己的婆媳問題要面對，還常常遇到婆婆的婆媳問題也要她居中協調、處理，可以想見，夾在兩代婆婆之間，「哪邊都得罪不起」的壓力有多大。

或許是因為複雜的婆媳關係讓媽媽疲於應付，也或許是因為三個小蘿蔔頭讓媽媽勞累不堪——在我國小五年級時，媽媽發現罹患癌症，之後，就是吃藥吃藥吃藥……

母與女，是生命的對照組嗎？

媽媽罹癌時，三十六歲。

三十六歲，我才剛結婚呢，媽媽已經生了三個小孩。

媽媽離世時，三十九歲。

三十九歲，我才剛開始要為新生命而奮鬥呢，媽媽已經完成了她的一生。

我一生的進展遠遠落後於媽媽，而我的勇氣也遠遠不如媽媽。

曾經有醫師要求我做輸卵管攝影，以便了解我的輸卵管是否暢通。

當我躺在檢查床上，顯影劑注射下去時，那痠痛讓我想掉淚。

我想問媽媽：當癌症侵襲妳的身體時，妳應該比我更痛吧？

每一次做人工受孕或試管嬰兒療程時，都得不斷地打針打針打針。在我其中一次大概是因為失去耐心、也失去耐痛力，而被針扎得逼出一滴淚時，我想到的也是媽媽：就算是罹癌再痛苦，我好像也不曾看過媽媽掉淚吧？

甚至連我看中醫調身體，只不過一天吃三次中藥，當我皺著眉頭、閉住呼吸，盡可能大口大口地吞下苦苦的中藥時，我依靠的也還是媽媽：媽媽當年喝的藥應該比我的藥苦多了，那是鼻子才剛湊到碗邊就能聞到的苦味呢，而且那時的媽媽比我年輕多了……如果媽媽都能為了我們孩子而忍耐，我怎麼可以連區區的喝藥都做不到呢？

如果說女兒是爸爸的前世情人，那麼我這個女兒與媽媽之間，前世有著什麼樣的關係呢？

保護媽媽

那時，我大概才幼稚園大班吧，我們要去中壢的外婆家，必須搭客運再轉公車。

而無論是客運或公車，在那個交通軟、硬體建設都十分不發達的年代，擁擠是必然的，臭油和廢氣味是一定的，還有馬路的坑洞也是免不了的。

但不管路上再怎麼顛簸，汗臭與重油味如何熏人，乘客與乘客之間是多麼地肩挨著肩，媽媽總不忘緊緊牽住我的手，而我也總是緊緊貼著媽媽，因為——我真的是這樣想的——我要保護媽媽！保護她不被壞人欺負！

直到現在，我都還記得，那時的我好像有個警戒雷達般，只要有任何男人稍微靠近媽媽，我就會直瞪著他，告訴自己：小心這個傢伙！

那時覺得很理所當然，但現在想想，自己實在怪。才那麼小的年紀呢，就感覺「我要保護媽媽」。到底是因為什麼緣故，小小的腦袋如此自我感覺良好，以為自己有能力可以保護媽媽呢？

我終究沒有能夠保護媽媽。

媽媽對我的教誨，在我國一升國二的暑假戛然而止。

而如果，如果媽媽還在，她會勸我早點結婚、早點生孩子嗎？

我會聽她的話，乖乖照做嗎？

當有機會與年輕女性聊到生育問題時，我常會勸她們：若結婚了，最好就早點生；若尚未結婚，也不妨考慮趁年輕時，先冷凍一些卵子起來，以備之後需要。那些年輕女孩們嘴巴上說：「嗯，有道理。」但心裡真的認同嗎？

在我為了生孩子吃那麼多苦之前，若媽媽以過來人之姿希望我早生孩子，我大概也會表面回說：「嗯嗯，好的，知道了。」心裡卻不以為然吧。

甚至，我很可能乾脆就脫口而出，「不行啦！我要努力拚工作，懷個孩子跑新聞，多不方便。而且若孩子感冒發燒，我得整夜照顧他，白天怎麼做事呢？還有，我賺的錢自己花都嫌不夠了耶，還養孩子？我覺得自己都欠人照顧了哩，還照顧孩子？」……

我有太多太多的理由可以對媽媽說：「不要不要不要，我就是不要生孩子！」
而我的媽媽會愛憐地看著我嗎？或是苦笑地由著我？還是煩惱地試圖再說服我？

這一切都沒有答案。

因為這一切都還來不及發生。

魯冰花悄然落土。

星星在天上眨著眼睛。

我在地上想做別人的媽媽。

想著我自己的媽媽。

PART 2

什麼方法都來吧

就是想要有孩子，這是多麼單純的心思、多麼殷切的期望，
也是一種多卑微又多巨大的想望啊。

不斷地打針，誰比較勇敢？

三針！每天！一針手臂，一針臀部，一針肚子……我天生膽小又怕痛啊！

自然懷孕？人工受孕？

許多時候，科技都會伴隨著道德的爭議，例如：基因複製是好是壞？幹細胞療法該或不該？

同樣地，一九七八年，全世界第一個試管嬰兒在英國誕生時，「人類是否在試圖扮演上帝」的疑問，也引起大家爭論不休。

隨著越來越多的試管嬰兒出生，如今大家對於試管嬰兒已習以為常了，不過，到底是「天然的尚好」？或是「科技選的最好」？在我試圖懷孕的過程中，也曾經困擾著我。

「小姐，妳都幾歲了，還等自然懷孕？而且我跟妳說，醫師會在妳老公的一堆精子中，用顯微鏡幫你們找品質最好的精子，也用妳最好的卵子。有這種又快、又好的方式，妳幹麼不用？」一個好友在人工受孕生下可愛寶寶後，極力勸我把握時間，趕緊去做試管。

「拜託，妳想想：為什麼數以億計的精子進入妳體內，卻只有一個能夠與卵子結合？就是因為那個精子要游得夠快、夠強壯，才能早於其他精子接觸到卵子，同時還能鑽進去卵子中。這就是物競天擇，就是最好的才能留下來，所以當然自然懷孕才會是最好的受精卵啊！」一個朋友在聽聞我有意做試管嬰兒時，極力希望我能夠明白「適者生存」的道理。

聽起來都很有道理，不過，如果科技篩選與物競天擇都可以有最好的受精卵，那麼我要考慮的，應該是如何能夠「快又有效」的時間問題吧。

於是，我踏進了婦產科不孕症門診，向醫師求助，而我所得到的幫助就是「檢查」與「打針」。

三針！每天打！

在我看第一位不孕症權威張明揚醫師時，他很細心地要我每次去都得做抽血檢查，然後他告訴我，其實我並沒有排卵！

雖然給了我這個意外震撼，但是，他並沒有放棄我，依然很耐心地要我配合用藥，也就是每天打三針。

三針！每天！一針手臂，一針臀部，一針肚子。有時會要我再去抽個血，那當然又是一針！

我天生膽小又怕痛，這些注射都是委請護理師幫忙：我捲起袖子、褪下褲子、撩起衣服，一針一針地挨。感謝我沒有暈針的問題（我有個英挺的男兒朋友，只要打針，一定暈針，所以每次針還沒扎進去，他就已經先暈過去了），但是，沒暈針不代表不怕痛，尤其是打肚子的那一針，每每痛得我哎哎叫。

為什麼打肚子？因為那兒肉多。

為什麼肉多還那麼痛？因為那是油性的藥劑，分子較大，所以要穿過皮膚進入體內時，就會需要特別費力而特別痛。

每天，我固定向護理師報到。護理師對我說：「妳的血液循環不太好喔？皮膚好容易瘀血。」

我看著那些青一塊、紫一塊的瘀青，告訴護理師，「將來小孩生出來了，妳一定要幫我叫他孝順他娘。妳要幫我告訴他，讓他知道他娘為了生他，吃了多少苦頭。」

儘管想辦法苦中作樂，但是每天那樣挨針的生活畢竟還是苦，所以我忍了一個療程後，告訴醫師，我還是先找中醫調調體質好了。

原以為離開了西醫的世界，但是，後來我還是回去求助於西醫，而且**一般人工受孕做了兩次，試管嬰兒做了八次！**

不過，算是「還好」嗎？也許是因為我的求醫史實在太長了，長到不孕症療法用藥有了長足的進步，所以我從每天打三針，變成每天只要打兩針，甚至到後來只要打一針即可——那一針，打的目的是促進排卵，希望讓卵巢多排些卵子，也讓排出的卵子能夠渾圓、成熟和品質好。

到處請人幫我打針

雖然是打針，但是因為不需注射進入血管，只要打到皮下肌肉裡，所以負責衛教的護理師說：「妳忙的話，把這些針藥帶回家，自己打即可。」

「不忙不忙不忙！」我連忙說。

自己打？

開什麼玩笑！

怎麼可能?!

直到現在，我打針時都還遵循著小時候大人教的「轉過頭去不要看，就比較不痛」。換句話說，我連看都不敢看，怎麼可能自己打針？所以打針這件事，我是一定需要請護理師幫忙的。

通常，我都是回到開藥的不孕症門診，請護理師協助。不過，那些門診往往週末、假日會休假，我便改求助於熟識的中醫或西醫診所，醫師朋友們也往往很慷慨地指派個護理師為我打針。

但是，還是會碰到連朋友的診所都休假的時候，於是——別人教我，我也只好照做——我曾經硬著頭皮，帶著針、藥與醫師處方箋，到某私立醫院的急診室，請急診護理師幫忙打針。

天啊，那真是糗！雖然那間私立醫院的急診室完全不像一些大醫院的急診室般忙亂，但招牌掛的總是「急診」啊，我只不過是需要打個針，跑到「急診」室，真是連自己都覺得難為情。

所以，我也曾經在連續假期中，等醫師朋友去外縣市玩了一整天回來，在深夜追到醫師朋友家裡，輕褪衣褲，只為請其溫柔地捏起我的翹臀……（別想歪，忘了說，朋友是個女醫師）然後一針刺下。

我也曾經央請比較熟的護理師，趁她放假出門逛街時，相約在台北市的大街旁，就在我的車上，讓她刺我的小肚肚。

不怕別人看到嗎？怕，當然怕啊！所以我把車停在相對僻靜的昏暗所在，兩人躲在後座，車上也只開盞小燈，以便她混合藥物與抽取藥水，然後，燈就關上，我露出一點點小肚肚，她快手刺入，我迅速整理衣著，她若無其事地走出車外……若給不知情的人看到了，搞不好以為我們在注射毒品哩！

護理師連逛個街，都還得抽空到路邊幫我打針；醫師外出一整天回到家，滿臉倦容，也還是要迎接我到家中為我注射……這些，我也不願意啊。但是，真的沒辦法，誰叫我是個不折不扣的膽小鬼呢？

一咬牙，自己來！

其實，我也曾經向一位同輩親戚求救過，我想，雖然她是在放射科做放射技師，但畢竟是醫專畢業的，而且好歹在醫院工作，打這種針，對她來說應該是小事一件吧。

「是小事一件，」她很俐落地回應，「但是我辦不到。」

「啊？」

「我不行啦，我從來都不敢幫別人打針的。妳不要找我。」

不找她？不找她，我就沒人可以找了啊！

想了又想，電話簿翻了又翻，不行，不能再去醫院的急診室，不能再去打擾人家的快樂假期。

那……那就……那就只有……

那就只有自己來啦！

我遲疑再遲疑，想來再想去，終於不得不接受自己無計可施了，鼓起勇氣，去冰箱拿了針與藥。

我的理智安慰自己要勇敢：可以啦，沒問題的啦，當作被蚊子叮一下就好了。

感情的我卻馬上跳出來：胡說，那明明就比蚊子叮要痛得多！（咦～還是前者是感情，後者才真的叫理智啊？）

一邊自我心理建設，一邊在針筒裝入了藥，但心裡頭裝的其實還是滿滿的恐懼。

我小心翼翼地在肚臍周圍尋找可以下針的沃土，然後，仔仔細細地度量下針的角度，忐忐忑忑地演練下針的手勢，接著再次仔仔細細地度量下針的角度，又一次忐忐忑忑地演練下針的手勢，之後再次仔細度量、忐忑演練、仔細度量、忐忑演練……

我像個完全沒有自信、又絕對要求完美的演員般，不斷地練習手的走位——把針拿近又拿遠、拿遠又逼近、逼近再拿起……這樣連肚皮都沒碰到地重複了十多次之後，終於明白——我確實就是如自己所想像的，俗辣一名啊！

老公，愛我，就狠狠地刺下去！

逼不得已，我等待先生歸來。

說「逼不得已」，是因為之前我曾問過他可不可以幫我打針，而他的答案也很明確，「不，我不敢，妳請專業的人幫妳打啦！」

這次他當然也是一口拒絕。我遊說：「但是，老公，我真的實在找不到其他人可以幫忙了啊！」

「找不到其他人，妳竟然就來要求我對妳做這麼殘暴的事？不，我做不到。我怎麼可能這樣狠心對妳?!」

我有點動氣了，明明就是不敢，還講得這麼冠冕堂皇。「你很討厭耶，痛已經是我在痛了，你總要也有點貢獻吧。」

「我貢獻很多了，已經貢獻上億個精子了耶！」

「不要鬧了啦！平常你對我有什麼不滿，今天是發洩的好機會，你就想著我的不好，然後狠狠地刺下來。大好的報仇機會，你千萬不要放過啊！」

可能是他想通了，也應該是知道那一針不打不行，於是他洗了手，先以酒精棉花擦拭要打針的地方，然後舉起針，再次問我，「妳確定？不後悔？是妳要我這麼做的喔！」

我點點頭，心裡正想著：「先生，你這台詞也太足了吧……」針瞬時俯衝而下，刺入了我的肚子。他大概是怕再遲疑，我們兩人都會猶豫吧。

「啊！」我痛得叫出聲來。

「怎麼了？會痛嗎？」老公像做錯事的小孩般，有些手足無措。

「周先生，你理化真的學得很差，你把針舉這麼高地刺，跟針離我皮膚近一點刺，受力是不一樣的耶！」

「妳早教我嘛，我還以為我技術很好。」

「好，我現在教你！」我忍住怒氣，「請你下次把針拿近一點，穩穩、輕輕地刺入，這樣比較不會痛。」

「好啦，好啦。」

他拔出針後，拿酒精棉給我按壓傷口，我這才發現，這個把「第一次為人打針」獻給我的天才，緊張到實際打針處與下針前為我擦拭消毒處，根本是不一樣的地方啊！

隔天診所開了，我去找這陣子為我打針的護理師繼續幫忙。護理師問我，「昨天妳怎麼辦？誰幫妳打針呢？」

「我老公。」

「哇，」護理師很誠懇地說：「妳老公好勇敢喔，敢幫妳打針。」

我看了她一眼，也很誠懇地說：「妳搞錯了吧，是我好勇敢喔，敢讓他幫我打針！」

玄妙的夢

對不起，老先生！或者，其實我對不起的，還有我自己？

直到現在，我都還不知道那究竟是怎麼一回事。
而那要從一個夢說起——一個別人的夢。

素不相識的管家，夢見我想生小孩

一天，我敬重的一位傳播圈前輩花姊打電話來。一向豪爽的她，在電話中有點支支吾吾的。她說，其實她不大知道該怎麼開口，怕我不相信，覺得她怪，若不是因為那個人跟了她十幾年，她知道那人素來老實、不會騙人，否則她是不會告訴我的，因為她聽到那人的敘述就起了雞皮疙瘩，不知該如何解釋……

光開場白就解釋了一分鐘，我真是太好奇了。什麼事情那麼難開口啊？

花姊說，前幾天，她的管家突然問她，「妳認不認識一個叫汪用和的人？」她回答，「認識啊，她是個很有名的電視主播。」管家聽了，好像既鬆了口氣，又不知所措的樣子。

她覺得很奇怪，也很好奇管家為何有此一問。

管家猶豫了一會兒後，說：「妳知道，平常如果看電視，我都只看大愛台，所以根本不曉得汪用和是誰。」

花姊當下更覺得古怪了。是啊，管家一向不看電視、不看報紙，生活單純到近乎封閉，但既然沒聽過汪用和，為什麼會突然問起她？

「嗯……」管家又躊躇了一下，還是沒有正面回應，「她是不是很想生小孩？我猜想她應該是一個滿善良的人吧？」

花姊更是狐疑：既然不認識汪用和，怎麼會知道她想生小孩？這到底是怎麼回事？好脾氣的花姊快沒耐性了，管家卻還是一副欲言又止的樣子。經過花姊一再追問，管家終於鼓起勇氣說：

「昨天晚上，我做了一個夢，夢到一個老先生對我說，要我告訴汪用和，『叫她去日本，注射oba holumon，她就會懷孕了。』

「在夢中，我好緊張喔，一直在想：怎麼辦，汪用和是誰啊？我又不認識她，要怎麼跟她說？然後還有oba holumon，應該是日文吧？我好怕自己講錯，所以在夢中一直念、一直念，就怕到時講錯，害人家注射錯了。邊念，我邊心想oba holumon是什麼東西，長什麼樣子啊？念著念著，出現一個畫面，是一個盒子，裡面裝著六個咖啡色的小玻璃瓶，然後我就醒了。

「醒來後，我還是很緊張，因為怕忘記那個夢，也很擔心要上哪兒去找汪用和告訴她……」

聽到這裡，花姊才明白，管家應該也是怕她不相信所以不敢講，才盡在外圍兜圈子。

花姊對我轉述到這裡，說：「我的雞皮疙瘩又起來了！希望妳不要見怪，以為我在怪力亂神才好。」

怎麼會呢？對於我這種深信有前世今生的人來說，只好奇：那位老先生是誰？他跟我有什麼關係？

為什麼他會這樣講？

又為什麼他不直接告訴我，而去找一個完全不認識我的人？

如此出現在別人的夢中，費了他很大一番勁嗎？

他是神仙？還是我的祖先？還是某世我曾經幫助過的某人？……

老先生，是誰？

我太疑惑了，於是在取得花姊與管家的同意後，直接打電話向管家請教。

「請問在夢中，妳有沒有問他的身分？或者，他有主動說自己是誰嗎？」

管家說：「沒有耶，他沒有說，我也沒想到要問。」

我又問：「那請問他看起來年紀多大？長什麼樣子？穿什麼樣的衣服？」

管家說：「他看起來大概七十多歲吧，看不到他的臉，穿著好像是長袍、馬褂之類的衣服。那些都不是很清楚，我就只是有種他好像是位老先生的感覺。倒是oba holumon，我看得比較清楚，我還記得那個盒子出現時，我很快地數了數有六瓶，因為很怕自己講錯。」

接著管家又說：「對了，他還說要妳注射兩次——注射一次之後，在日本住個幾天，隔三、四天之後再注射一次。他說，注射兩次就可以了。」

我做了個深呼吸。所有關於這位老先生的疑惑都沒有答案，但現在換我要記得「oba holumon」這個名詞了。

我打電話給住在日本的好朋友，請他幫我查查日本有沒有一種藥，叫做「oba holumon」，我又如何才能去注射，而且要注射兩次。

朋友一聽到我講的「holumon」，就說：「是不是荷爾蒙啊？聽起來好像是耶。」

由於花姊的管家與我都不懂日文，只能盡量模仿那個發音，因此，朋友不敢肯定按照我的發音是否一定可以找到相對應的藥物。但隔天，朋友就打電話給我了。

「妳說的應該就是黃體素吧。至於要怎麼注射……因為那不是在西藥房隨便就可以買到的，所以妳得來日本看婦產科，由醫師決定要不要開給妳，還有怎麼為妳注射。」

那時，我已經在臺安醫院看魏曉瑞醫師了，但我在想，也許真的該走一趟日本的婦產科，因為花姊的管家不會無緣無故做這個夢吧？

先調好身體狀況，再去

「是啊，這聽起來真的很玄。」聽完我的敘述後，魏曉瑞醫師也同意那場夢真的很特別，尤其如果是注射用的黃體素，確實就如管家在夢中所見是裝在咖啡色的安瓶裡，一盒有好幾瓶。

所以，這個夢不是完全無稽囉？

「那我就去日本注射吧！」我滿懷著希望。

「問題是，妳現在的狀況還不適合進入療程、注射任何藥物啊！」魏醫師很熱誠地給了我一盆冷水，要我冷靜。「妳現在去做試管，我不認為會成功，因為妳的一些指數都還不夠。」

我一直很感謝看過的許多西醫，每位醫師各有優點與長處，人也都很和善、有耐心，但魏醫師與其他醫師有一點不一樣。

其他西醫看了我的檢查報告後，都猛搖頭，希望我趕快排日期打排卵針、開始做試管療程，否則晚一天做，就又老一天，晚一個月做，就又少了一個月的卵子與機會。

只有魏醫師，看了我的檢查報告後，雖然也是猛搖頭，但她反而是叫我，「先別做，別白花錢又挨針痛，對身體也不好。」然後要求我運動以提升新陳代謝、強化心肺功能，以及增加肌肉與肌耐力。「否則，」她說：「以妳現在的身體狀況去做試管療程，是不可能成功的。」

得趕在年底前？我走不開啊！

既然魏醫師說得如此斬釘截鐵，那麼我就等身體養得差不多了，再去日本打針吧。

「但是，」管家在電話那頭說：「我是沒有問老先生要妳什麼時候去日本注射，不過他說那些話時，我有很強烈的感覺，妳好像要今年底以前去注射才行耶。」

今年底？當時正是國曆七月多，再過幾個月，我先生的立委選舉就要投票了，那是個基本盤四比六的艱困選區，所以不但他自己每天忙得沒日沒夜，我也需要投身選舉，幫他打選戰。因此，我要怎麼抽出時間去日本？

尤其是依據我的經驗，那不是只到診所打打針就算了。

我得先看診，算下次可能的排卵日期，然後從下次月事來時就開始打排卵針。打了一陣子後，醫師通常還要看抽血報告，才可以知道卵子的成熟狀況，然後才能夠打HCG——也就是很多人常說的破卵針，之後再取卵，讓精子和卵子在實驗室的試管中結合，待其發育成囊胚之後，再植入我的子宮內；在此同時，也需不斷地補充黃體素，以希望子宮內膜夠厚、夠柔軟，好讓胚胎能夠著床發育。

換句話說，注射黃體素只是試管療程中的一環。如果要在日本注射黃體素，代表我必須在日本進行試管療程，那至少需要半個月至一個月的時間。我真的分身乏術啊！

而且，就算我鐵了心，不管台北的選戰而遠赴日本，但試管嬰兒不是只需有媽媽的卵子與子宮即可，還得有爸爸的精子。這意謂著我的先生也必須去日本抽血，檢查有沒有性病等傳染疾病（至少台灣的法定程序是如此），同時還得取精，再加上來回航程，少說也需花個四、五天。

面臨艱苦選戰的先生，怎麼可能有空？

對不起，老先生

魏醫師明白了我的焦慮與掙扎，說：「這樣吧，等可以做的時候，我就去找日本的黃體素來給妳注射，這樣應該也是一樣的意思，也可以吧？」

也可以嗎？或者就是必須「去日本」？

我不知道。

因為後來的我，身體從來沒有達到魏醫師認為可以做的標準，直到現在。

於是，我只能始終好奇著：那位老先生究竟是誰？他是因為了解了什麼我們俗世不知道的奧祕，才會要我去日本注射黃體素嗎？或者，他只是純粹出於經驗，認為日本的黃體素藥效較佳？

更重要的是：他很可能是費了千辛萬苦的努力，才找到一個能夠讓他以夢現身、託付關心的對象，我沒有去，是不是很對不起他？

對不起，老先生！

或者，其實我對不起的，還有我自己？

運動運動運動

原來我的心，竟然遠比我的肌肉還要弱！

「運動」和「懷孕」，可能有關係？

從小，我就像個小男生。

不愛穿裙子，剪個短頭髮，一天到晚跟在哥哥與幾個鄰居大哥的屁股後面跑，他們打球、我打球，他們爬樹、我爬樹。

也許是因為這樣，所以進了小學後，我的運動神經顯得比同年齡女生發達許多，於是，班上打躲避球，我是主將；比賽排球，我是隊長；甄選校隊時，我也很順利地成為排球校隊的一員，甚至還當上隊長。

雖然只是小學校隊，但老師操練我們可勤著哩！早上到校後，別人在操場上開朝會，我們在球場上練球；上了兩堂課之後，有二十分鐘的課間操時間，也是別人做操，我們練球；下午四點放學後，同樣是別人回家，我們練球。

經歷過這樣密集、扎實的訓練，到了大學，很自然地進入校隊，又開始過著儼然主修排球的生活。

出了學校，進入社會，喜好打球的興頭絲毫不減，幾乎每個週末、假日，都還是會去球場打球，直到我進入台視一年多後，因為工作忙碌，也因為懶，我才從一個勤練四肢的愛好運動者，變成了純粹只做腦部思考運動的人。

不再打球運動的日子，雖然少了點樂趣，但也不覺得有什麼不好，至於專家們說的「運動有助於身體健康」，我也能夠將這句話朗朗上口，然後依然故我。

本來就是嘛，我又沒有不健康。

——可是，中醫都說我身體很虛？

（是啊，就是太累了啊！不管是自己的新聞工作，還是幫老公選舉，都是勞心又勞力，所以若有時間，當然要先睡覺。覺都沒睡飽，還花體力運動？）

——但，運動不是有助於提升睡眠品質，還能讓人活力更充沛、頭腦更清楚？

（是，我知道，高三要考聯考時，體育老師就是這樣告訴我們的，我也真的覺得有道理。可是……可是……好啦，等我有時間時，就會運動啦！）

這樣的自我對話常常上演，一年一年過去，我從來沒覺得自己「有時間做運動」，更沒想過「運動與否」和「能否懷孕」之間，可能有關係——一直到遇見魏曉瑞醫師。

一位特別的西醫

其實，早在我求診於眾多其他西醫時，魏醫師的大名就曾經出現在朋友的推薦名單中，但因為當時我正就診於別的醫師，覺得自己不該輕易地「見一個愛一個」，所以一直擱著，沒去找她。

直到有一天，老公回來跟我說：「我今天碰到C哥，C哥再次強力推薦魏醫師，我覺得我們就去看看她吧。」我才抱著姑且看之的心情，踏進她的診間。

從穿著到講話，魏醫師都一派地明快俐落，而且她是我看過的西醫中，最特別的一位。因為別的醫師都認為「今天若不做，明天會後悔」，但她卻主張「明知不可為，就千萬不要為之」。而且也只有她，要我測飯前與飯後血糖，來看我的新陳代謝情況。

測血糖？而且，為什麼要了解新陳代謝的狀況？

「因為我的研究顯示，如果新陳代謝不好，卵子的品質基本上也不會好，做試管的成功率也就很低，所以新陳代謝與能不能懷孕，其實是息息相關的。」魏醫師說。

結果，我的新陳代謝速率確實不佳。那要怎麼辦呢？

「做運動啊！像妳，最好做重量訓練鍛鍊肌肉，還有做瑜伽伸展、放鬆。另外，也要踩飛輪，**飛輪可以提升心肺功能，是我最推薦的最有效率的運動。**」

我心想：酷啊！

我會有這樣的反應，一來是因為之前所看的西醫，基本上都是告訴我要「想辦法」提升卵子的品質，但至於辦法是什麼，醫師要不沒特別提，要不就大多是些「多吃點山藥這種富含女性荷爾蒙食物」的這類話語。只有魏醫師，坐在我面前，毫不猶豫、爽快堅定地精確指出一條我應該走的明路，以及該這樣走的原因。

二來，我以為做運動對我這位（曾經的）運動高手來說，應該只是一小片蛋糕吧。

但其實……

從重訓、飛輪到瑜伽

曾經聽一位復健科西醫說，人的肌肉若十天、半個月不用，就會開始弱化、萎縮。當時只是聽聽罷了，直到進了健身房，騎上飛輪、坐在瑜伽墊上後，我才知道：天啊，真的不必再提當年勇了！

先說說健身房的重量訓練。

因為擔心自己三天打魚、兩天晒網，也因為從來沒做過重訓，害怕動作做錯了反而會受傷，所以我不惜重金找了位私人教練，一對一帶著我訓練。

教練要求的訓練動作不難，不過就是仰臥起坐、引體向上、蹲下站起、手拿啞鈴……等等，動作本身真的不難，難的是——每個動作不是做一次就好，而是一個動作要做十五次，而且每個十五次要重複做四回，每回重複時，重量都會再增加，還有，每回動作與每回動作之間，只有一分鐘的休息！

天啊！我不想做重量訓練了。讓我去踩飛輪吧！

踩飛輪不過就是騎腳踏車嘛，這有什麼困難的？

真的，真的也是一點都不難，只要你能夠忍受初騎沒十分鐘就感受到的臀部痠痛；只要你能夠忍受教練說：「開始爬坡，加踏板重量。」然後踩不動踏板的累斃感覺；只要你能夠忍受教練下令「衝刺」後，恨不得自己的雙腳能像蜂鳥翅膀般高頻振動的挫折感；只要、只要……只要別再叫我踩飛輪，我願意去做瑜伽！

我寧願去做瑜伽！

相較於對於重訓與飛輪的「自我感覺良好」，一直以來，我對於瑜伽都十分敬畏。

早在十多年前，曾經與幾個朋友一起上過一次瑜伽課，認真的老師每示範一個動作後，就會起身看看每個人的姿勢並幫忙修正。當年我們學員一共才五個人，但我還是覺得人數太多了，因為老師還在看第一個同學的姿勢時，我就已經不支倒地，根本撐不到老師來看我。

當時老師很體貼地說：「沒關係，能夠做就做，做不到的，只要盡量就好。重要的是呼吸，你們要跟著我慢慢吸、慢慢呼……」

重點是呼吸？這聽起來容易多了對不？不，對我來說還是很困難，因為當老師說：「來，現在慢慢吐氣——」這個「氣」字還沒講完，我就已經沒氣了；再等老師說：「吸氣——」時，我更是早就不知呼吸了幾個回合。

對於如此缺乏肌耐力、肺活量差、個性又急躁的我，做瑜伽真的是一大磨練，更別提我還有一身傲骨——喔抱歉，是「硬骨」啦！

這山看著那山高

所以，被瑜伽老師拉筋拉到疼痛不堪又心浮氣躁時，我就會想：「我要踩飛輪！我要踩飛輪！踩飛輪雖然肌肉會痠、臀部會痛，但至少是動來動去的，不會需要我一個動作靜止二十秒啊！」

但是，真的去踩飛輪時，我又會後悔，「真是不該來踩飛輪的，應該要去做重訓。重訓至少有不同的動作可以變換著做，比較不會這樣一成不變地累啊！」

然後，在做重訓時，我又會告訴自己，「妳這個傻瓜，誰說重訓比較輕鬆？當然是瑜伽比較容易。瑜伽動作做不到，老師不會太勉強妳，而且還有大休息式可以讓妳躺著。妳根本就應該去做瑜伽啊！」

是的，我就是標準的「這山看著那山高」，也終於徹底明白了，為什麼有人說運動會促進腦內啡分泌，幫助快樂，因為，當好不容易運動完的那一剎那，快樂指數真的會極度飆升啊。

同時，一向自認為運動神經發達的我也更加了解自己：原來自己的心，竟然遠比我的肌肉還要弱！

這就是「人蔘」啊

我們在每個當下，都不會知道未來的自己需要做些什麼，而這就是人生啊！

選舉來了

雖然聽從醫囑，乖乖去踩了飛輪，也做了重訓，但是在我持續運動了約一年、還非常有待努力鍛鍊時，「選舉」——這個看起來是為了促進人類共同的健康、幸福與快樂，實際卻是以一點都不健康、不幸福和不快樂的方式進行的運動——又翩然來到。

該說是翩然嗎？

不知我有沒有誤會，「翩然」的感覺是好輕盈、好愉快、好令人期待啊！但是其

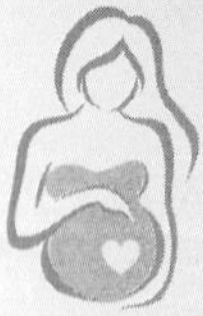

實，選舉的到來，意謂著生活作息將充滿沉重壓力，以及日以繼夜、又夜以繼日缺乏睡眠的痛苦。這樣，會令人期待嗎？

好像也只能貼個「這就是人蔘」的貼圖在這兒了吧，因為，這就是人生。

不管我期不期待，選舉就是要來，我也就是得面對，甚至在我私人的運動時間，也會遇到一起上飛輪課的同學好心關切，「已經快選舉了，妳還有空來啊？妳老公那區不是很難選嗎？妳不用幫他喔？……」

這樣被問了幾次，我自己都覺得好像不太應該，老公在忙選舉，我在這兒忙運動，總是有些沒與老公「共體時艱、共赴磨難」的味道。

於是，到了八月左右，我悄悄結束運動課程，全心投入選舉。

選舉有多苦？

在老公初次競選之前，我一直以為自己完全了解選舉有多苦。曾因記者工作而多次採訪選舉，候選人若排了一大清早五點去果菜批發市場拜票，我們四點五十就得到市場，等待候選人；候選人若決定晚上八點去掃夜市，我們也得加班，跟著跑夜市。

因此，在做台視記者與主播時，有一年，某政黨希望我出馬代表選議員，兩年後更屬意要我直接選立委，但這兩次我都絲毫不為所動，連考慮都不考慮，就明確表達我「完全沒意願」。

不過，這就叫做「造化弄人」吧。當時若點頭就鐵定高票當選的選局，我都不答應了，結果老天竟然讓我的先生競選，所以我等於還是參選；加上因為是在基本盤明顯處於劣勢的選區，所以比我當時若自己選還更忙、更累。

也才發現，原來當記者時採訪的候選人行程，大概只是候選人一整天完整行程的三分之一吧。

當時，我累到一上車就只想睡覺，忙到連吃飯常常都是買個蛋餅，在車上匆匆吞下就當一餐。

有朋友聽到後，說：「難怪妳這麼瘦。」但素知我食量的朋友則是說：「那樣妳怎麼吃得飽！」

我在大學時代，與學校的男排校隊一起去吃飯時，我的好胃口曾讓那些高壯男兒大驚失色、自嘆不如。看過我吃飯的名嘴鄭師誠則用「瘦田會吸水」來形容我。

描述得最傳神的則應該是我老公吧，他說：「剛認識妳時，真的嚇了一跳，一個女孩子，而且才第一次約吃飯耶，就吃這麼多?!也不裝一下。」由此可知我的食欲有多好、食量有多大了吧。

這樣的「大肚能容」，「吃」對我來說，當然就是一件重要的大事，所以即使是當電視主播時，我不但不會為了上鏡頭好看而節食，甚至在辛苦工作了一天之後，我最常做的就是去大快朵頤，慰勞自己。

但，這樣的生活喜好與習慣畢竟不敵殘酷的現實，於是有幾度，我吃得極少，睡得更是少，而且每一次大概都持續至少超過半年。

那，正是因為先生的選舉。

此生第一次參選

第一次是在二〇〇四年，老公決定參選立委。黨內是七月舉行初選，他大約在四月做了決定，開始備戰。

初選，他連一個黨的提名候選人都還不是，所以沒有任何人捐錢給我們印文宣、租宣傳車、請工讀生。

還好，他有幾個好朋友幫忙動腦子、擬策略，提供重點拜訪名單，甚至幫著他去拉票。但是，這此生第一次的參選，對我們來說還是十分陌生且困難。

因此，我們夫妻倆從四月開始，就起早睡晚地校長兼撞鐘：又要開文宣會議設計文宣，又要設法找人引薦地方的意見領袖、安排拜訪行程；還要一大清早就到公園，請託晨運朋友支持；晚上八、九點則到夜市，拜託攤商、顧客到十一點左右。至於清晨與深夜之間的時間，就是開會、拜訪、跑場，開會、拜訪、跑場……好不容易通過了初選，大選當前，當然更要拚！

在他全力向外衝時，我別無選擇地當起了他的分身，因為一個母親節可能會有二十個里的聚餐慶祝活動同時舉行，需要他去，一個晚上可能會有三十場中秋聯歡晚會都在舉辦，需要到場。在他根本忙不過來的情況下，我當然只能幫著他分攤跑場。

而更慘的是，競選總部裡，有許多人直覺地認為「候選人都在外頭忙，所以這件事情就與用和姊商量後決定吧」，因此，我變成「外也要去跑，內也要來顧」，忙碌和疲累的程度，與我的候選人老公完全不相上下。

我這個老公有兩個很重要的長處：一、他會覺得餓——甚至壓力越大，他吃得越多；二、他還睡得著——跑了一整天的行程，晚上頭一沾枕，他就呼呼大睡了。

可我不是有這種異稟天賦的人，每天我一大清早到公園、路口或菜市場拜了票後，接著得去里長、樁腳家拜訪，或是婚喪喜慶等各種聚會要到，然後晚上還有夜市要去……這當中能夠拿來打瞌睡的時間都很珍貴了。吃？一向大胃的我實在沒什麼胃口了。

沒有最累，只有更累

第一次選舉如此操勞，第二次、第三次選舉也同樣是「沒有最累，只有更累」。

第一次選舉時，是將六個行政區劃為一個選區的大選區，所以明知行程跑不完，還是得盡量跑。

第二次選舉，則變成大同、士林兩個行政區合起來的一個小選區，雖然看起來負荷較輕了，但這個選區有幅員廣闊的陽明山，又是全台北市基本盤對我們最不利的選區，所以更得加倍地努力跑、用力跑、賣力跑、全力跑！

跑跑跑，跑到我的中腰牛仔褲都往下掉，成了低腰褲，不得不抽空去買褲子了，這才驚覺：我已經與過去的體重一斤一斤地道再見了。

一天吃兩餐算正常，睡四、五個鐘頭算不錯了，每天都是睡眼惺忪又得強打精神，明明沒吃什麼卻又不覺得餓。這樣的日子，每到選舉就重來一次，一次持續大半年，不要說醫師把脈看診，我自己摸摸額頭，都可以感覺到身體在抗議了。

努力在當下，就好

如果，如果當初我接受邀請踏入政壇，也會像這樣每隔兩、三年就忙一次選舉嗎？或是後來的我不會再需要接觸選舉了？而我的另一半還會是他嗎？我還會因為選舉，弄得元氣大傷嗎？或是我依然可能會因為其他事情而耗損心力，仍然難以懷孕？……

宇宙的運行法則，非我這種凡夫俗子能探究、了解。所以，我也只能對過去的自己笑一笑。

我們在每個當下，都不會知道未來的自己需要做些什麼，而這就是人生啊！

土包子煮中藥

煮中藥這檔子事，真是既考驗我的耐心，又考驗我的判斷力。

醫師好神？

有個好友超級推崇她看過的一位老醫師，她說：「我只喝了一個月的藥，就順利懷孕了。」

另一個朋友也很認同那位老醫師醫術精湛，她說：「我喝了他的安胎藥，有一天，天雨路滑，我追著交通車，一不小心追到整個人飛滑仆街，心想完了完了！我奮力站起來，結果既沒肚子痛，也沒流一滴血，別人都問那到底是安胎藥，還是強力膠。」

有這麼神的醫師？

好友聽說我願意前去求診，很熱心地幫我打電話預約，但老醫師實在太忙了，日本、美國也都有患者在等著，所以從我起心動念要去看，到真正能夠請他看診，已經是好幾個月以後的事了。

自己的中藥，自己煮

不過，等待是值得的吧，因為他一把脈，就清楚地說出我在西醫那兒診斷出的婦科狀況，然後要我去藥房抓藥，回家自己煮著喝。

自己煮？

老醫師點點頭，說：「早上五碗水煎成一碗水，晚上三碗水煎成一碗水喝。」

天啊，我雖然不至於「閒閒什麼都不會」，可煎藥這這件事，還真把我難倒了，因為我是用陶瓷鍋煮，而把五碗水或三碗水倒入鍋中簡單，但是，要怎麼煮到剩下「一碗水」呢？

有時候見煮得差不多了，把藥倒出……哎呀，還有一碗半，心想：那下次等煎乾些再倒吧。結果，下次差點煎成了糙灰搭。

更辛苦的是，那陣子我們夫妻剛好要出國，該喝的藥不能不喝，但國外飯店既沒瓦斯爐、也沒電磁爐，當然更不能用房間的電熱水壺煮藥。

怎麼辦呢？於是，我買了個大碗和電湯匙，克難地在飯店裡煮藥喝。想想看，電湯匙那樣燒，得燒多久……

除了費時之外，飯店房間內也因而瀰漫著濃濃的中藥味，老公一方面很緊張，怕飯店人員覺得我們這對夫妻很奇怪，一方面又不敢叫我不要喝藥，所以每當我在煮藥時，他都顯得有些坐立難安，讓我也覺得很煩躁，三不五時就踱過去挪換電湯匙擺放的位置，好像這樣就可以煮得比較快似的。

所以煮中藥這檔子事，真是既考驗我的耐心（要等候），又考驗我的判斷力（這樣差不多是一碗的量了嗎？）。

「啞巴媳婦」是什麼?

回到台北，朋友聽聞我這樣的糗態，很疑惑地問我，「妳沒有聽過『啞巴媳婦』這東西嗎？」

啞巴媳婦?那是什麼?

朋友應該覺得我是土包子吧，索性買了一個送給我。「喏，就是會像個小媳婦一樣乖乖幫妳煮一碗的藥，還不會多話跟妳囉哩囉嗦的這個煎藥壺。」

哇，這真是了不起的發明!藥煮好了會自動跳起來（朋友白我一眼，說：「這不就電鍋嗎？」），往碗裡一倒，不多不少就是一碗（朋友再白我一眼，說：「只要感應控制一定的水量，再斷電就好了啊。」）。

我感激地眉開眼笑，發明這東西的人真是太聰明了。

不過，用了一、兩次後，我發現還是不夠便利，因為藥渣很容易黏著在壺底的發熱器上，而且由於頂上蓋子的開口不大，加上甕挺深的，所以每次刷刷洗洗都頗費工夫。用了幾次之後，我還是用回原來的大陶鍋煮，至少清洗時方便多了。

原來還能「代客煎藥」

但我就是想不透，一包藥，頭一次煮是五碗水煎成一碗水，第二次煮是三碗水熬成一碗水——這樣和我一次倒八碗水，然後一次煮成兩碗水，有什麼不同？

我把這個疑惑拿去問另一位朋友，她沒直接回答，只是瞪大眼睛問我，「妳不知道有代客煎藥這種服務嗎？」

這麼好？

「是啊，很多中藥店都可以，妳多付些錢，他們就會幫妳把藥煎好，還分裝成一包包給妳，哪需要妳自己那麼辛苦啊！」

啊……（捏拳）！可憐我的見識實在淺薄得緊。可憐我那耗費在廚房裡，諸多煎藥、倒藥與刷鍋、洗鍋的珍貴青春啊！

是「壞蛋」嗎？

是不會下蛋比較苦？還是曾經下了蛋，卻沒能孵出來比較痛呢？

不會下蛋的母雞？

幫老公打選戰時，每天，我都用意志力撐起身體去跑場、拜票、開會、募款……而且無論政治立場不同的人再怎麼給臉色看，我也都笑顏以對。但那天，一句好輕、好輕的話，卻差點讓我笑不出來。

其實那位支持者是好意，她熬了湯帶到競選總部給我喝，為我補充營養。小心翼翼地把湯端給我後，她心疼地對我說：「有些人真的很沒良心，看到妳那麼累仍那麼誠懇地去拜票，找不出你們有什麼好被批評的，竟然就說：『有什麼用？還不就是個不會下蛋的母雞。』我聽到時簡直氣死了，當場叫她說話嘛卡差不多！」

那一刻，湯很美味，但很難嚥下。我的腦袋像被斷電般，有了兩秒的空白，然後，我慢慢地把湯吞下，徐徐抬起頭來，瞇著眼笑說：「這湯真好喝啊！」

所以，究竟是不會下蛋比較苦？還是曾經下了蛋，卻沒能孵出來比較痛呢？

每個月每個月，我固定回診，固定吃藥。

每個月每個月，我勤算日子，再輔以驗排卵試紙以把握良辰吉日。

然後每個月每個月，我不動聲色地數著日子，看看「大姨媽」是否該來卻沒來，讓我能放鞭炮，等著做女王（只要我手一摸肚子，要老公做什麼，他都會乖乖去做的吧？）。

大姨媽遲到

在吃了一陣子老醫師開出的中藥之後，某個月，距離上次大姨媽來已經二十八天了，而且似乎都還沒有要現身的跡象（由於我有子宮內膜異位等問題，所以每次大姨媽要來的前一天，我的後腰一定會有股寒意與痠痛感——只要一感覺後腰寒痠痛，包準隔天大姨媽馬上來見我）。我默默地又數了一次日子，沒錯，今天是第二十八天了，如果能夠再堅持下去……

隔天，**第二十九天**，我像個等待老師發下月考成績的學生般忐忑：那會是滿江紅的成績？還是我能夠越過障礙，在懷孕這件事上終於及格？

第三十天。

雖然我的婦科有諸多問題，但經期一向滿準的，大約都是二十八至三十天就來報到。所以，今天，過了今天，我是否就算是跨出了成功的第一步呢？

第三十一天！

我的心實在很想歡呼，但又怕也許是這個月比較累，所以大姨媽晚幾天到。

第三十二天了！

唷呼！至少晚了兩天，應該很有希望吧？要不要自己先驗驗呢？我買了那麼多家廠牌、那麼多支驗孕棒，好不容易似乎有點理由能夠用了啊。

這個念頭才一閃過，我立刻又告訴自己：不要啦，萬一驗了沒有，那我喜悅的心情不是立刻化為烏有嗎？還是先別驗吧。

第三十三天！

既期待，又怕受傷害。我一如往常地做該做的事，但其實內心波濤洶湧，念頭不斷冒來冒去：這樣機會應該很高了吧？如果真的有了，我要怎麼跟老公說？說的時候，要不要拿相機拍下來他的表情反應？

不過，也才第三十三天，還是有可能只是單純地大姨媽晚到吧……

但是，如果，如果真的有了，我應該趕緊吃些安胎藥吧？想到了這點，我忽然按捺不住，決定去找老中醫，順便看看是否需要安胎藥。

驅車到了診所（其實這裡是中藥房），老醫師出國不在，只有他的徒弟在看店。雖說這家診所享有盛名全是因為老醫師，但是當他不在時，一般的號脈、抓藥，便由徒弟代勞，所以我坐下來，請他幫忙看看，「我有懷孕嗎？」

徒弟沒花個十秒就告訴我，「從脈相來看，應該是有喔，因為出現了滑脈，也就是有懷孕的那個脈相出現了。」

深吸氣，淺微笑，我不想讓自己看起來很激動。

我問：「那我該吃什麼安胎藥嗎？」

他很客氣地說：「老醫師過兩天就回來了，還是讓老醫師來開藥吧。」

好吧，所有命理老師都說我會有小孩，所以我會有就是會有，不用急在這兩天吧？心情放輕鬆吧？

糟了？

愉快地回到家後，我到廚房倒了杯水，接著想犒賞自己，便踮起腳，從流理台上方的櫥櫃要拿個小零嘴，拿出後，腳掌一踏地——就這麼一、兩秒的時間，我突然覺得後腰一痠、肚子一疼！

糟！怎麼會有這種感覺?!

我趕緊躺到床上，希望剛剛的感覺只是自己多想。

過了一會兒，我去洗手間，看到褲子上的一抹紅。

我沒有慌張，只有懊惱：都聽人家說孕婦不要踮腳，剛剛要拿東西時怎麼就忘了呢?!怎麼才這麼一踮腳，馬上就不對勁呢?!

除了懊惱之外，更需要的是解決問題。

我沉重但冷靜地告訴自己，才這麼一點點血跡，不一定代表就是完全失敗了，一定有什麼是我可以做，來彌補、挽留的。

我打電話給先生，電話才剛接通，我突然想到：他都還沒聽到我懷孕的消息，就要先聽我可能已經流失掉這孩子嗎？

一時之間，我怔怔地講不出話。從話筒傳出的聲音聽來，他顯然在參加一場活動，但接起我打去了卻不開口的電話，他還是很有耐心地問：「什麼事？」

我吸一口氣，告訴他，請他現在趕緊到那家中藥房，幫我抓安胎藥回來。他一聽，沒有多問便掛上電話。

過一會兒，他在路上打電話給我，問：「跟他們說是妳要的安胎藥，他們就知道了嗎？」

躺在床上的我回答，「對，我下午才去的。」

他又問：「所以妳可以告訴我是怎麼回事了嗎？」

我說：「醫師說我應該懷孕了，但是我剛剛不小心踮個腳，肚子一痛，就流血了……」

電話那頭沉默了兩秒，然後我聽到他說：「好，我知道了，妳等我。」

他沒有怪我。

我沒有哭。

我以為我會放聲大哭的。但，我只是一念接一念地在想：

我剛剛怎麼就這麼不小心地踮腳了呢？

才一下子，真的會這樣嗎？

怎麼才一、兩秒的時間，就摧毀了我這麼久的努力呢？

果然，我要懷孕沒那麼容易啊！

不會吧？這世界上有這麼多孕婦或是自己吸毒、或被先生家暴，她們的小孩都沒流掉，我這個孩子不會這麼脆弱的！

等等趕緊吃安胎藥，那家安胎藥會像強力膠一樣，把我的孩子緊緊、牢牢地黏在我的子宮內的！

我真是的！怎麼就忘了不能踮腳呢?!

為什麼不能踮腳呢？

我要有信心！不要緊張！會保住就是會保住，保不住，緊張也沒用！……

我像是有多重人格一般，不斷地有不同個性、不同見解的人，在我心裡不停地說話，很多話還一直跳針地重複出現……

「她」來了……

我祈禱這只是個警訊，提醒我：不要再隨便踮腳；不要再認為自己可以同時工作，又同時養胎；不要再以為別的孕婦能做的，我就應該也能做……但是，其實心裡也雪亮到發黑：剛剛那樣一痛，不是輕微的、模糊的痛，而是如閃電般瞬間卻又清楚的一股刺痛啊！

而且我感覺到肚子裡從上到下、從前到後，腔室內吹起了寒風，充滿了寒氣，那寒風擾動了我的臟器，寒氣更是讓我有股山雨欲來時的浸濕難受感。

我知道這種感覺不妙。

起身到洗手間，坐在馬桶上，我明白，紅潮已來，大勢已去。

我頹然地再躺回床上。其實此時是躺、是站、是蹲、是坐，都無所謂了，但是，不躺著又要幹麼呢？

我弓起身子，聽到他開了門、急促的腳步聲，以及重重把藥放在桌子上發出的聲響。

「我回來了！來，我先抱抱妳，然後我趕緊去幫妳煮藥。」

看到先生擔憂又焦急的表情，我像是一個原本單獨作戰的士兵，突然看到援手出現，卻又知道戰爭其實已經結束，於是，那驚喜、辛酸、惆悵、不甘的複雜情緒突然統統湧出、爆發！

「藥不用煮了，已經沒有了！」

我流著眼淚告訴他。

可能他也有心理準備了吧，他看來平靜地抱著我，告訴我，「沒關係，那就是這小孩與我們無緣。既然這次差點就成功，我們下次成功的機率就很大。沒關係，再努力就好了啊！」

是這樣吧？再努力就好了啊！

愛

不過，一直到幾年後，我才知道他內心對這件事真正的感覺。

那是後來有一次，我的大姨媽又是差不多該來而尚未來，我滿懷著希望，像是給自己和他打氣地對他說：「今天是第二十八天了耶！但是我到現在都還沒有感覺月經要來，所以這次也許有些希望？」

可他聽了不但沒有歡愉和欣喜，反而說：「別再講了，等確定有的時候再告訴我吧，否則我很怕又會空歡喜一場，我承受不住那樣的空歡喜。」

原來感到痛的不只是我。

原來在這場戰鬥中，除了主帥會累、會痛、會有情緒的高低起伏，旁邊的人也是會受傷的。

原來沒喊痛不是因為不疼，而是因為有愛。

寧可選不上，也要生孩子

我竟不知你的決心這麼堅定，原來你寧可選不上立委，也要生出小孩！

多種方法試試看

一直很感激，身為公眾人物，尤其老公是政治人物，讓我們夫婦常常得到特別多的關心。

在我不孕求子的消息傳出後，許多認識或不認識的朋友，或是寫信寄來他們聽說有效的偏方療法，或是大力推薦他們讚嘆的中、西神醫，甚至還有朋友熱心地要帶我們去廟宇拜拜或求見大師，以幫助我們圓夢。

對於各方好意，我認為這些方法能夠流傳下來讓朋友介紹給我們，應該是有其特出之處，因此，只要聽起來不是太誇張、奇怪或覺得做不到的，我們多半會將信將疑地試試照做。

例如，曾經有人說是我們家祖先的問題，也有人說是我先生家祖先的問題。雖然我很疑惑：那為什麼我爸生得出我？我老公也能夠被生下來？還有我哥哥和妹妹，以及我先生的哥哥，也都順利生了孩子啊！但是，對於不需花大錢或聽起來好像不難的做法，試試也無妨吧。

二擇一，怎麼選？

某天，我跟著一位師父去祭拜我們家的祖先。這位師父之前曾經在某些方面展現了功力。

拜完祖先之後，他突然問我，「如果『妳先生當選』與『妳生小孩』這兩件事情只能選一件，妳會選哪一件？」

只能選一件嗎？不能兩者得兼嗎？這太難了吧。雖說我們極想要小孩，但是先生的選舉當然也重要，這是他的工作、他的事業、他的志趣和他的前途啊！

我躊躇許久，始終不知該怎麼回答。既然這關乎先生的工作，那就問問他到底是怎麼想的吧。

我撥了電話給先生，問他若真只能二擇一，他要怎麼選擇。聽完我的問題，他一秒也沒有思考便說：「當然選生孩子啊！」

「當然選生孩子啊！」「當然選生孩子啊！」「當然選生孩子啊！」這個答案在我耳邊好像有回聲般嗡嗡嗡地震，震得我心撲通撲通地跳。

「你確定你要選這個？不用再多考慮考慮？」

「這哪需要考慮？做立委哪有生小孩來得重要。做立委就是人家看著光鮮，但最重要的還是家庭啊。家庭對我來說才是最重要的。」

聽他毫無猶豫、簡單明快地說出這些話，即使明知他是多麼想生小孩，但當下還是被嚇到了——

我竟不知你的決心這麼堅定！原來你寧可選不上立委，也要生出小孩！

繼續拚

就是想要有孩子，就是想要做爸爸。這是多麼單純的心思、多麼殷切的期望，也是一種多卑微又多巨大的想望啊。

而我竟辜負了你的深深期盼？我們竟無法創造宇宙繼起之生命？

你問：「沒有小孩，那我們打拚的目的是什麼？打拚的意義在哪裡？」

雖然我不認為沒有孩子，就沒有打拚的意義與目的，但是，我了解你的意思。那就為了有打拚的意義，繼續再拚吧。

繼續拚吧！

PART 3

走遍了世界找「你」

我們漂洋過海走了如此之遠，我們曲曲折折過了如此之久，

而現在，我只想沉沉睡去。

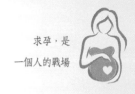

正統卻不傳統的中醫

有人養不起小孩，卻拚命生；有人養得起，但不想生。
有人想生，生不出來；有人不想生，孩子卻自動來報到……

繼續再拚吧！醫師都還沒放棄我，我怎麼可以放棄自己呢？

不過，其實也不能說醫師沒有放棄我，至少鍾世芳醫師的一位同業前輩就婉拒為我看診。

看耳朵，看出我月經將來

會去看鍾世芳醫師，也是拜他人關心所賜，爸爸的一個朋友知道我想求子，特別先幫我掛號——一位難求啊，排到了半年以後的初診。

鍾醫師患者雖多，但看診還是相當仔細，一名患者看個十分鐘是常有的事。

在她面前坐下後，鍾醫師很溫柔又客氣地告訴我，知道我要來時，她很希望能夠給我最好的幫助，所以特地去找了一位她心中認為看不孕症的權威中醫前輩，問能否把我轉介到他那兒求診。

「結果，」鍾醫師有些不好意思地說：「他很委婉地拒絕了我，所以我想我們也就只能來試試了。不過妳放心，我一定會盡力的。」

這麼懇切的話語，換我對她感到不好意思了。「真抱歉，讓妳費心了。」

她笑了笑，「不會啦，我們醫師本來就會對每位患者都盡力的。來，我先幫妳把脈，再看看妳的耳朵。」

看耳朵？我知道中醫會把脈，及看臉色、舌苔和眼白，但是看「耳朵」，我倒是第一次聽說。

她拿著一個小手電筒照著我的耳垂看，然後告訴我說，我的月經應該這一、兩天就會來了。哇！這也太厲害了。我確實也感到自己後腰寒濕、痠痛，按照以往的經驗，這代表隔天月經就會來。

隔天，月經果然來了。

過了兩、三天，一個假日的晚上，我接到一通電話，話筒那頭是個溫暖的聲音，問我，「月經來了嗎？感覺怎麼樣？」

我嚇了一跳，是鍾醫師耶。她怎麼會打電話給我呢？

「因為我正在想可以怎麼幫妳配藥，想著想著，就乾脆打電話問問妳這次月經來的狀況。還是會很痛嗎？」

我太感動了！我假日在優哉游哉，醫師卻在殫精竭慮地思索該怎麼幫助我，仁術仁心，令我感激。

看手相，看出身體狀況

除了看耳朵之外，我也碰過看手相來協助診療的醫師。

樓中亮醫師在中部執業，診療桌上放了一個尺寸頗大的放大鏡，看診時，除了把脈之外，還要初診者把手放在放大鏡下，讓他看個仔細。

「妳除了婦科，心肺功能也差。妳的命是不錯的，但是要注意……」

這位亦享有盛名的醫師認為從一個人的手紋，可以看出身體情況與可能要注意的問題，確實令我開了眼界。而且，他不但分析得頭頭是道，對我這個好奇寶寶的一堆（蠢）問題也十分有耐性，難怪門庭若市。

既科學、又玄妙的「脈診儀」

無論是看手相或觀察耳朵，儘管非我們一般人常聽到的方法，但我相信這些一定都有我們老祖宗的智慧在其中，只是因為很少看到，所以感覺有些玄。而像郭育誠醫師，他用的方法百分百科學，看起來卻也很玄。

郭醫師雖是中醫，但他其實是有台大藥理學碩士學位的西醫，還是台大電機所醫學工程博士。他向王唯工教授學習了王教授研發出的「脈診儀」，把人體脈相化為波長頻率，顯示在電腦螢幕上，以數理符號解析五臟六腑、經絡氣動的狀況。這是不是既科學，又很玄妙？

郭醫師認為脈診儀可以避免醫師在精、氣、神不足時，所可能產生的把脈疏誤，也能比一般人用手把脈看得更精細。

我妹妹懷孕時，因為便祕導致宮縮而急診住院，郭醫師就帶著脈診儀前去為她把脈診治、開藥。隔壁床的孕婦住院安胎了一個多星期，還在為便祕所苦，只能聽來巡房的醫師要她「多吃青菜、水果，趕快想辦法排便」，但我妹妹住院幾天後，就出院回家了。

只是，這麼有一套的醫師，原則也挺多的，他會要求患者不吃某些食物，如果做不到，他常常會很有個性地對患者說：「那你就別來了，不要浪費你、我的時間，你還多浪費錢。」

跳脫了中醫形象

脈診儀、手相和耳相，都跳脫了一般傳統的中醫診察方式。至於池醫師，則是打從外表就不像個中醫師。

介紹的朋友說：「他的患者也很多，曾經到晚上七、八點了，還在看掛下午診的患者。」所以我原本以為應該是一位很有經驗的老醫師吧。

結果，診間的門一打開，坐在那兒的是一個年輕帥哥，腳踩著名牌拖鞋，耳朵上還戴個小耳環，但房間內卻又播放著密宗的唱頌……酷啊！

池醫師說他原本是西醫，可是在實習時覺得當西醫實在太累了，所以改行學中醫。我看診時已經是晚上十點多了，還有不少患者在等待，猜想他大概得看到十一點多了吧。我問：「現在這樣，比較不累嗎？」

他苦笑，「當初也沒想到會這樣，不過應該還是比較好，至少上午可以好好休息，時間也比較有彈性。」

幫了許多人懷孕的他，卻一點都不想要有小孩。

人生太奇怪。有人養不起小孩，卻拚命生；有人養得起，但不想生。有人想生，生不出來；有人不想生，孩子卻自動來報到……

善用比喻，中、西醫配合

吳明珠醫師也是一位正統卻不傳統的中醫。

很久以前就有朋友向我推薦吳醫師，但一來，當時我已經在向其他中醫師求診了；二來是吳醫師常常上電視，我想：這麼忙著上媒體的中醫師，會有空好好看診嗎？

後來，好友吳淡如在她那兒調理懷孕了，於是我也決定請她看看，這才發現她雖然忙，但不僅一定把自己打理得漂漂亮亮的，看診時也都掛著美麗的微笑，並且十分有耐心。

不只如此，她也很願意與西醫配合，常常詢問我，「西醫怎麼說？」「西醫打算怎麼做？」

當我對一些療程不明白，她用比喻講解得比西醫還清楚，「西醫幫妳打排卵針，就好比幫植物施化肥，但如果土壤淺，植物的根吸收力不好，植物還是長不好，所以我們同時也要用中藥調理，來讓土壤變厚。」

她甚至還很熱心地幫忙蒐集資訊，建議我，「我有個病人找×××西醫一次就成功，之前她找了好幾個醫師都沒成，這位西醫好像手氣不錯。妳下次要不要找他試試？」或是，「我上次碰到×××西醫，覺得他十分專業，或許妳也可以去看看他，聽聽他怎麼說。」

我常常幻想著，如果我生了孩子，滿月酒一定要把這些（以及沒能都寫下來的）中、西醫師都請來，向在場的親友好好一一介紹他們，因為他們都是醫術高明又如此誠心誠意地幫助我。而我到現在還沒能擺上滿月酒，實在不是他們的問題，是我對不起他們啊。

繼續再拚吧！醫師都還沒放棄我，我怎麼可以放棄自己呢？

奇特的醫師們

搞了半天，這些年我所吃的藥根本沒被吸收，是在白花錢？

八點以前吃早餐，就好了？

對西醫來說大概是「死馬當活馬醫」的我，求助於中醫時，也可以感受到他們認為要讓我懷孕實在是頗為艱難的挑戰，唯一的例外是朋友介紹的陳醫師。

「這個醫師簡直可以像算命一樣地，看出妳的生活作息和身體狀況。」朋友說。

而且最讓她驚異的是，第一次看陳醫師時，她帶著兩個孩子一起進診間，但她明明讓老二坐到醫師面前，要給他看咳嗽，醫師一抬眼，卻說：「小的只是感冒而已，沒有什麼。倒是妳這老大要注意一下，應該是有自閉症喔！」嚇得她連忙把老大推到醫師面前，請他看看能否幫忙診療。

朋友說：「我那個大的就只是站在旁邊，什麼都沒說、也什麼都沒動耶，而且西醫說他的自閉症不是很嚴重，這個醫師竟然一下子就看出來。」

這麼厲害？我想，這位陳醫師應該就是我的救世主了吧！

診所的長椅上坐滿了人，還有人沒位置坐而站在旁邊等。

不一會兒，陳醫師到了，他直接就在候診室幫一些病患把脈，對他們殷殷叮囑了一番後，才進入診間看診。

輪到我了！

我滿懷期待地伸出手讓他把脈。他號號脈後，輕鬆地說：「妳沒有什麼問題啊！妳只要每天早上八點以前起來吃早餐就好了。」

沒有問題？八點以前吃早餐？這是我聽過最不可思議的診斷。

「可是，我的子宮好像很寒？我需不需要帶點藥回去吃？」

「不必吃藥。**妳只要八點以前起來吃早餐，並且在八點前吃完就可以了。**」

啊？

我還是覺得很奇怪，只要吃早餐就可以解決我的不孕問題？那之前的那些醫師難道都是在唬我？

陳醫師大概覺得我的問題實在太無聊，揮揮手，說：「好了啦，沒拿藥，不收妳診療費，就回去照著做吧！」

我不敢相信地走出診所，心裡想：之前有好一陣子上晚班而習慣了晚睡晚起的我，怎麼可能八點以前爬起來吃早飯？而且，我的身體怎麼會沒問題？怎麼可能啊？

我果然是了解自己的。連著幾天撥鬧鐘掙扎著爬起來，去巷口早餐店買蛋餅、蘿蔔糕之類的早點回家，食不知味地囫圇吞棗後，又躺回床上繼續昏昏欲睡。有天早上，我突然覺得：自己做的事情很無謂吧？為了八點吃早餐，睡眠不足、緊張兮兮，加上沒睡飽根本就沒胃口，而且每天吃外頭的蛋餅、蘿蔔糕，這樣是有多營養？

一連串的疑問想下來，我決定從隔天起，放任自己睡到八點後自然醒再起床。

停了好幾年沒去看陳醫師，一天，另一位熱心的好朋友L來電說，她最近遇到一位神醫，叫我一定要去看看。結果踏入診所，我才發現竟然是陳醫師在台北市的另一個看診處。

不只一人向我推薦，可見得他真的是醫術高明，但我還是很疑惑。

「為什麼你那時不開藥，只要我早上八點前吃早餐呢？」我問他。

「妳就是長期太忙、太累，作息又不正常啊。妳腸胃弱，吃什麼其實都不吸收，所以幹麼浪費錢吃藥？**早上五點到七點，其實是吃東西最好消化、吸收的時候**，倒不如在那時吃早飯，好幫助消化、吸收營養。而且妳為了早起吃早餐，不就會早睡了嗎？」

搞了半天，這些年我所吃的藥根本沒被吸收，是在白花錢？怎麼都沒人告訴我呢？而且我的一大缺點就是需要別人拿道理來說服我，告訴我為什麼需要那樣做，理解了緣由，我才比較願意乖乖地照做，否則我會有自以為是的疑惑和叛逆心。

我不免向醫師抱怨，「我很笨的啊！你要我早睡就明白講嘛，光說八點起來吃早餐，聽起來好像什麼儀式一樣，我哪會了解？」

這次，醫師願意開藥了（這也代表我的身體已經不能只靠自我的調整了吧），而且他把脈真的很準，我身體的大小症狀，幾乎都被他說出來了。

我忍不住問：「你把脈那麼準，是不是有通靈啊？」

他說：「我沒有通靈。我是運用氣功來幫忙把脈，以氣來探脈，當然更準了。」

雖然他這麼說，但我朋友還是認為，那只是他不想繼續被煩、被問的藉口。

這是什麼神奇計算機？

有人以氣功協助把脈，有人則竟然是用「計算機」輔助看病。

這是一位韓籍華僑女醫師，會從韓國來到台灣，是因為我一位父執輩吳伯伯經人介紹，特地飛去韓國找她診治之後，困擾多年的病痛症狀有了顯著改善。為人四海的吳伯伯因此特別自掏腰包支付她的交通、食宿費，把她從韓國請到台灣，再邀請有需要的親朋好友給她看診。

古道熱腸的吳伯伯本來就人緣好、朋友多，加上他自己親身體驗過，成效卓著，而且不用飛去韓國，所以求診的人很快就排滿了。

我去的時候，遇到朋友小玲，她剛看完，滿臉不可思議地對我說：「天啊，太神了！」

我點點頭，說：「了解。」中醫的把脈本來就很厲害。

她語氣肯定地繼續說：「用和姊，我告訴妳，除了我，她竟然連我老公的一些症狀都可以講個大概，可是我老公根本沒來，醫師根本沒看到他啊。而且她好奇怪喔，竟然是用計算機把脈。」

用計算機把脈?!我自認求醫經歷也算見多識廣，立刻在腦海中以「計算機把脈」為關鍵詞，搜尋有無相似或相關的記憶，搜尋了三次後，確定這是我第一次聽說。

懷著好奇的心，我在醫師的桌旁坐下，伸出手，她像一般的中醫師一樣為我把把脈，接著，竟然拿起放在桌上的「計算機」，按了起來！

我看得目瞪口呆，她則是不斷飛快地按著計算機，每按幾下便低頭寫個數字，接著再按幾下，又低頭寫個數字……這樣重複了好幾回後，她終於放下計算機，對我說：

「妳血壓偏低，大概一般是八十五左右。」

「妳的甲狀腺激素還可以，大概是一點三左右。」

「妳的醣化血色素也還ＯＫ，大概是五點四左右。」

「妳的淋巴球太少，只有大概十六左右。」

「妳有巧克力囊腫和子宮肌瘤。」

……

哇！我深呼吸一口氣，這實在太超出我的經驗範圍與理解能力了。

一般中醫師都是告訴你「好」、「壞」、「還不錯」等形容詞，但這位醫師不但知道我血壓低，還能說出我的低血壓數字（剛好，我前兩天才去測血壓，得到的數字是八十七，跟她說的大致相同），而所講的其他情況，有幾點竟然與我從其他西醫處聽到的差不多。

這到底是怎麼回事？那是什麼神奇計算機嗎？

接著醫師說：

「我沒法子給妳開藥方讓妳自己去抓藥，因為我不知道妳去別的地方買的藥品質怎麼樣。所以如果妳願意，我會回韓國，用我自己種的藥幫妳煎好，做成一袋一袋的寄給妳。我的藥是用沒有汙染的乾淨土壤種植，沒有重金屬、農藥什麼的。不過，我只收美金，不收台幣、也不收韓圜，這樣到哪個國家都方便，也公平些。」

「好的，好的。」我連忙點頭。用無汙染的乾淨藥材煎好、寄給我，這我求之不得啊！

只是，所謂的有機藥材，價格一定比較貴吧？加上看診費用，不知要花多少銀兩？

「我看診不另外算錢的。一個月六十包藥，早、晚各一包，吃三十天，這樣藥費是兩千美金。」

哇！這位醫師在各方面都讓我很受驚。不過，如果吃了她的藥之後，從「受驚」變得容易「受精」，那一個月六萬多元台幣的花費也值得吧。硬著頭皮也得付。

聽我表示同意後，醫師說：「不過，最好趁明天我還在台灣時，讓妳老公也來看一看，因為生孩子不一定是女生的問題，也許他也需要調一調，而且調得健勇、強壯一些，對生孩子有好無壞。」

想到老公有痛風，光這一點就該來求診，所以我硬是要他隔天挪出時間，陪著他再次上門。

就這樣，我們開始了一個月的藥錢比許多人一個月薪水還多上許多的日子。

一天，我接到小玲的電話，她問：「用和姊，後來妳有吃那個韓國醫師的藥嗎？」

「有啊。怎麼了？」

「沒事，就只是想找妳聊聊天……我把那個藥拿去化驗了，還真的沒有重金屬，所以她的藥應該真的不錯吧。」

小玲的年紀比我輕，先生是獨子，夫家的事業做得很不錯，他們有兩個女兒，但夫家希望她生個兒子，將來好接班。

「我是覺得早上起床以後，精神似乎變得比較好。以前我常常連早飯都還沒做完，就覺得好累了喔。」我覺得小玲會打這通電話來，是想尋求一些信心與盼望，所以特別這樣告訴她，而我說的也是事實。

我們互相交換心得和情報，彼此打氣，希望這位韓國醫師會千里迢迢來到台灣，就是我們的緣分到了。

沒想到，過了幾個月，本來每個月都會來台灣為我們複診的醫師突然沒出現，也聯絡不上。吳伯伯經過多方打聽，只知道她與負責種藥材的合夥人鬧翻了。

吳伯伯多次幫大家聯絡醫師未果，我也只能一則以憂（好不容易感覺身體好像有點起色，現在又必須開始尋覓下一位良醫了嗎？），又一則以喜（呼！每個月龐大的藥費可以省下來運用了）。

看不到的針灸？

遠在印尼的朋友介紹了一位醫師給我，他既不用藥、也不用針，至少我是沒看到。這個醫師跟隨著一位頗有話題、常見諸媒體的師父學佛，我旅居印尼的好友常常特地回台請他調理身子，後來很順利地生了一個可愛的女兒，所以極力鼓勵我找他看看。

這位醫師的診間十分樸實，診療方式看起來則是走「虛無」路線。他把了把我的脈之後，對我說：「妳氣血兩虛，婦科尤其虛寒。」然後好像手拿著一根針似地，在我的脈搏附近捻來轉去。

我很好奇地問：「這是在做什麼啊？」

醫師說：「我在幫妳針灸，還有給妳一些藥。」

啊？針呢？藥呢？

醫師笑了笑，「妳看不到的，但是妳仔細感覺一下，有沒有覺得我下針的地方有些氣在動，有點熱熱的？」

我仔細地感覺，「被下針處」好像真的有一點點特別的感受。

但，我會不會是受到了他話語的暗示？剛好，我扁桃腺發炎，整個喉嚨又緊又痛，於是我說：「請順便幫我治治喉嚨痛吧。」想藉此看看會不會有更明顯的感受。

醫師不疾不徐地按照他的步驟為我做了婦科調理後，接著就在我的喉嚨處「下針、用藥」，過了好一會兒，他的額上都有些冒汗了。他說：「好了。現在妳感覺怎樣？」

我……我感到喉嚨真的突然鬆開許多，也沒有剛剛那麼痛了！

這真的是太神奇了，既不用真的挨針灸之痛，也不用吃苦苦的中藥。沒有侵入性治療，收費也頗平實，一次幾百元，那姑且就試試看吧。

我問：「我這樣大約需要調理多久？」

「至少三個月。」他很簡短地回答。

雖然從現在回首，別說三個月，一年、一年也很快就過去了，但是在那當下，我覺得三個月好久喔！於是，我很勤快地盡量一週去兩次、甚至三次，心想密集點去，也許三個月就能夠變成一個半月。

大約過了三個月，我的婦科還沒有特別好轉的感覺，而每次去做那半個鐘頭的治療，我都好想睡覺，醫師很無奈地問我，「每次都感覺妳匆匆忙忙的，或是很累。怎麼這麼忙？妳可以不要這麼忙嗎？」

聽到這話，我也很無奈，甚至覺得有點火氣了——我也不願那麼忙啊！但就是有那麼多事情要做，我能怎麼辦呢？

而且，我沒有「特別」忙吧，只是自己工作上或朋友請求幫忙的事情雜了點，再說，要忙家事、忙小孩，甚至還要忙公婆、忙上班……別的女人還不是照樣生得出小孩。那跟匆忙、疲累有關嗎？

其實，還真的有關！

直到如今「身經百戰」之後，我才知道那些會造成壓力，而**壓力會影響內分泌、荷爾蒙，荷爾蒙就會影響婦科功能。**

但是那時候，我對醫師說：「每次聽你要我別這麼忙，反而讓我更煩、壓力更大耶！」於是，我從每週三次，變成兩次，變成一次，再變成只有感冒發燒、喉嚨痛時才去找他。

等到有一天，我深自反省，不該因車程遙遠及不想聽他苦口婆心地叮責而放棄，決定再重啟療程，他卻已決定花更多時間鑽研佛法，不再看診。

是我自己放掉了這位醫師能夠給我的助緣，怨不得別人啊！

持續不斷的民俗療法

再次進行西醫的試管療程，結果又失敗了。能人異士何其多，但我真正需要的，是神的幫助吧……

我一直覺得中國老祖宗的智慧真是博大精深、玄妙不已。別說燧人氏鑽木取火、神農氏嘗百草這些遠古傳說，舉一些有史可考、有書可證的例子來看：李時珍寫《本草綱目》說柚子性寒、蓮藕性平、栗子性溫、桃與杏性熱——他怎麼知道的？他又怎麼會曉得「川芎的苗與葉可治咳嗽、腹瀉；花宜養顏；根則能溫中、補勞、壯筋骨」？傳說神農氏有個透明的肚子，所以他嘗百草後，可以看到百草在腹中的變化，但李時珍可沒有一個透明的肚子與身體，那麼他又怎麼會知道什麼植物會對人體起什麼作用呢？

再說太極張三豐，他發明了以柔克剛的太極拳。而我確實也見識到有位陳氏太極的傳人王奶奶，九十多歲了，因為習練太極而還耳聰目明、健步如飛，深蹲、站起毫不費力。

古有奇人創建出不可思議的知識和學問，在現代社會中，我也碰過幾位奇人，而這些所謂的奇人，有的也許是天賦異稟，有的則是承學了先人的教導。

按摩排濁，調養身體

我有個朋友能夠透過按摩的手法，將被按摩者的濁氣、寒氣與濕氣等，透過她的打嗝或放屁排放出去，並且當她排出濕氣時，還會感到她自己的皮膚發癢。

她那樣不斷地打嗝，我想是裝也裝不來的，而且每當我頭昏腦脹或腹肚脹氣、甚至筋骨痠痛，一經她的手，往往就獲得緩解。我曾經每週固定請她幫忙排寒、排濕，但有時事情一忙而無法準時到，所以索性等百分百確定有空時再跟她約，但往往她早排有其他客人，只能扼腕。

另外還有個朋友，專長是幫忙排體內的乳酸堆積。

有一回，他指著我大腿某處，問：「這是什麼？」

我很直覺地回答：「骨頭啊。」這麼硬，不是骨頭，還會是什麼？

他笑了笑說：「那不是骨頭，是妳的乳酸堆積到硬成這樣。」

他幫我按了一個鐘頭，我回家後，照鏡子一看，那個「骨頭」果然變小了一些。

這樣的手法，我覺得是沒問題也可強身體，所以希望能夠固定請他調養身體，但不知是否有這種長才的人也容易有閒雲野鶴的心情，不想讓自己太累，所以能夠給的時間很有限，因此要請他幫忙，常常得看機緣。

一天，我與久未謀面的一個朋友吃飯，他很熱心地提議我去給一位陳師父看看。

陳師父似乎沒做什麼，只在我的頭上、腳上拍拍，拉一拉手臂、壓一壓背脊等等，才兩分鐘的時間就說：「做好了。」這樣的第一次接觸實在讓我覺得莫名其妙。

不過，我在那兒意外地遇到了好幾個朋友，他們都異口同聲地對陳師父讚譽有加，所以我也就告訴自己：這位師父一定是有相當本事吧。

果然有本事！有一次，我打排球扭傷了手臂，覺得手臂裡面好像有條筋如同橡皮筋被扭轉了一般，伸不直、也無法用力。我求助於陳師父，他用跟第一次很像的手法，輕而易舉地就讓我的手伸直時不再那麼疼痛，也出得了力了。

只是，調了一陣子婦科，沒有感覺到太明顯的進展，我就沒有再固定前往。

侵入性療法，還是要謹慎地考慮

某日，有個朋友向我埋怨他用臉書傳訊給我，我都沒回。我雖辯駁：「哪裡有？」卻也因此發現原來臉書訊息有個「垃圾桶」，凡是沒有被確認為朋友關係的人，傳來的訊息都會暫存在那兒。

點進去仔細一看，真是尷尬，那裡頭有好多認識或不認識的人傳來的訊息，有些甚至已經躺了兩年多了。

一一回覆對不起時，有一封訊息特別吸引了我的注意。

那是一封看起來情真意摯的長信，來信者說，他認為他有辦法幫助我的身體組織功能恢復健康，並且大膽地斷言我應該跌倒受傷過，導致尾椎、腰椎等多處有瘀血，阻礙了營養的輸送。

跌倒受傷？哪個小孩學走路時不曾跌倒過，學腳踏車時也會摔倒吧，這些有這麼嚴重？

懷著好奇的心情，我撥了通電話過去，聽他描述他的方法及原理。那聽起來既令我有些害怕，但同時又覺得挺可信的。

為什麼感覺可信？因為他列舉了多個例子告訴我，有多少患者已經持續在他那兒看了多久、有何進步。

為什麼令我害怕？因為他的方法不但侵入，而且還是在脊椎附近刺入針，吸出瘀血。

我的天，這風險會不會太大了些？但是考量到他每次看診不過收個三百元（真是佛心來著，他說自他父親幾十年前為人看診就是收這個價錢，而他考慮到很多人需要天天密集治療，若收費太貴，恐怕讓人負擔不起，且他沒什麼物欲，所以就維持這個收費即可），我想，他犯不著為了區區三百元，把我弄癱瘓了，自己也惹禍上身吧。

鼓足勇氣，帶上我的司機兼吉祥物及出氣娃娃——周守訓先生，我踏進了他的診間，看到滿滿都是人，而且聽大家的對話，許多都是已經在那兒看了許久的老客人，可見得他的方法真的有效，手法也夠純熟。

雖然這稍稍令我安心了些，但是真的輪到我扎針時，還是緊緊地捏握著老公的手，要他給我支持的力量，因為我超怕痛的。

痛嗎？痛！但是痛的時間大概也就三十秒左右，然後你會看到那吸出來的血果然是暗紅色、甚至還很黏稠——其實我根本不敢去看那些血塊，但他拿給我老公看時，我還是瞄到了幾眼。

「我大概需要做幾次？」我請教他。

他說：「估計要個百來次，所以希望妳一週最好做五次，至少也要三次，才好收一鼓作氣的密集功效。」

如果他是在台北，我一定毫不猶豫地說好。但是，這位先生是在遙遠的南部啊，開車來回大約就要六、七個鐘頭，就算搭高鐵，整趟車程時間算下來也要三、四個小時，我老公哪有時間這樣陪我跑。

雖然很願意繼續調理身子，但是也只能感謝他的好意了。

連續報到一百天，我的耐心大考驗

沒想到，後來在台北遇到另一位奇人，硬是要求我一定得連續去滿一百天。

這位奇人，大家都稱他「施老師」。施老師其實久已不看診，每天過著閒散的愜意日子，或與朋友相約吃飯、喝酒，或者幫一家大小料理三餐，有時則接受大陸的邀約，去參加講座交流。

會認識他，是因為我有一位好大哥經同學介紹，跟他一塊兒吃飯。我這個好大哥聽說同學中風後，靠施老師幫忙復健而進步神速，加上他自己的五十肩當場讓施老師整好了，於是立馬打電話給我，叫我趕過去認識這位能人。

我趕到時，已經晚上十點多了。施老師看我頗有誠意，簡單地幫我鬆了鬆筋骨。他說，他的功法是來自於當兵時，部隊的老士官長特別傳授給他的「少林洗髓功」。

「少林洗髓功」——原來那不是武俠小說裡頭的玩意兒，而是真有此功？

施老師說，他能夠讓我的肚子變得像棉花一樣柔軟，柔軟了，器官組織才會有彈性，營養才進得去。

我點頭如搗蒜，因為每個中醫師都說我腸胃的吸收功能不好，所以能夠吸收營養真的是很重要吧。

我問：「那我什麼時候可以開始請施老師幫忙呢？」

他說：「等我從大陸演講交流回來，大概三個月以後吧。」

我聽了哀叫說：「不要吧！三個月，太久了啦，我青春有限啊！」

在座眾人七嘴八舌地討論著可以怎麼辦時，施老師沉默了一會兒，接著突然很豪氣地說：「好啦，那我明天問問看大陸，我可不可以延後去。如果可以，妳就從後天開始來吧。」

我覺得超感動，也超不好意思的。而施老師接下來講的話，則是超考驗我的決心與毅力，「不過，我要告訴妳喔，妳如果要來，就得連續來至少一百天，一天都不能中斷，就算碰到颱風、暴雨或淹大水，妳也一定要來，一天都不能少喔！」

應該是看到我疑惑的眼神，施老師解釋說：「因為我們說『功行百日』，就是至少要連續一百天才能見到效果，否則就是浪費時間，那就乾脆不用開始。」

「好。」我雙手抱拳行禮。人家都願意為了我做出這麼大的犧牲，我怎可不珍惜這樣的機緣呢？

於是，我真的每天從不間斷地去北投找施老師報到，期間也真的碰到颱風天停班、停課，我還是照樣不畏風雨地前去。

堅持了八十多天後吧，施老師說我的肚子已經綿化了，他用些力道按下我的肚子，我的肚子深深凹陷，且完全無痛感。更厲害的是，因為肚子柔軟如棉，所以他以指尖就能摸出我的哪一邊卵巢是否在排卵，以及卵泡約莫多大。

我怎麼知道他說的對，因為他要我去找西醫檢查，以印證他的手感是否正確，同時藉著與西方科技雙管齊下，希望幫助我快快受孕。

施老師不只手感靈敏，他還曾經為我灌過氣。他覺得我實在太虛、太累了，因此像武俠小說中描寫的那樣用手掌置於我的背上幫我灌氣，真的很令人感動。

連續找了施老師一百一十六天後，我再次進行西醫的試管療程，結果又失敗了。施老師告訴我，在西醫告知我失敗之前，他就已經有預感那個胚胎不會著床成功，因為他察覺到我的氣好急躁雜亂。

確實，那陣子，我還是維持著一貫的緊湊生活步調，因為我希望這個胚胎夠健康、強壯，否則就算著床，卻弱不禁風地稍不小心就掉了，那我寧願一開始就別著床。

能人異士何其多，但我真正需要的，是神的幫助吧……

大陸訪醫學氣功

我有著深深的挫折感與罪惡感，但就是沒有一絲絲師父所說的「氣感」……

張三豐的家傳嫡系弟子

我和先生曾特別走訪大陸，向張三豐的家傳嫡系弟子學習氣功，希望有助於調養身子，增加懷孕的機會。

那是經一個朋友熱心介紹，他說他因為跟著這位「張師父」練氣功，身體強健不少。「不過，」他說：「你們必須去大陸才見得到他，而且最好準備個十天假，最起碼也要七天，他才願意教。」

當時兩岸的交流還不算頻繁，大陸人士要來台灣，不如我們去大陸快速和便利。與先生商量後，我們兩人硬是喬出了七天的時間，間接聯絡上張師父，去了大陸。

這賓館……反正是晚上睡覺而已

當時的大陸沒有現在這麼富裕，物價水準相對地低很多，所以我們計畫住個五星級酒店，舒舒服服地展開氣功學習之旅。

到了當地，先找到張師父的住處位置，打算接著請出租車司機載我們在附近找五星級酒店，但是才剛打電話跟張師父說我們到了，他就說：「不用找不用找，你們住我家旁邊的××賓館就得了。我房間都幫你們訂好了，你們過去就說是張師父介紹的周先生，他們會再給你們一些折扣的。」

賓館？雖說賓館不一定就是比較便宜的地方（例如「釣魚台賓館」，呵呵），但在張師父家旁，連看起來像酒店的建築物都沒看到啊。

車子繞了一圈又一圈，終於在一棟大約五、六層樓高的老舊建築物一樓，發現一個不太起眼的招牌，上頭寫的就是那家賓館名稱。

住這裡？我猜張師父大概是想跟他家住得近，方便些吧。但就在幾棟樓之外，也有另一家賓館，看起來比這家新穎許多，於是我連忙再打電話給張師父，問：「如果要住得近，我們能不能住另一家賓館？」

張師父不慌不忙地說：「別，你們就住那兒，我們白天就在這賓館裡頭的一個房間練功。這家賓館的房間特大，晚上你們才能夠在自己的房間再複習複習練功。」

嗯……儘管我去非洲採訪過，住過連門鎖都沒有、只有一個小小五金門閂聊表心意，房內床單滿是破洞，只有一盞大約二十燭光燈泡照明的旅館房間，但那是工作，沒得挑，沒辦法。而這一次是自己出門，要那麼荼毒自己嗎？我雖不是非五星級飯店不住，也沒有一定要住得多麼豪華，但乾淨清爽、設備現代化是最起碼的要求，並不為過吧？可這家賓館，不要說五星了，恐怕連三星的等級都不到，而我們要住這兒？

我還在老大不情願地想著如何向張師父委婉表達時，老公說話了，「走吧，至少先進去看一看。我們又不是來玩的，人家方便最重要。」

我的老公總是能直指問題核心，讓我啞口無言。

* *

我們走了進去，那所謂的check in櫃檯是兩張辦公桌併起來的，坐在桌子後的工作人員大嬸見到我們，便從抽屜裡取出鑰匙，帶我們去看房間。

「這個房間是張師父特意要我們留下來給你們的，因為這是大房間。我們大房間沒有幾間，都給張師父包了起來要留給你們。因為他常常介紹人來，所以只要是他介紹的，我們都有打折，這個房間原來要一百塊錢一個晚上，打個八折，八十塊一個晚上就可以了。」

八十元人民幣，折合台幣大概四百元！這真是我除了非洲之外，住過最便宜的房間了。

相對於房價來講，這個房間確實是大得物超所值，大概有十三、十五坪吧。不過，除了大之外，確實是一分錢、一分貨：照明不夠，設備老舊。而我們要在這兒住上一個禮拜？

我看看老公，他看看我，點頭微笑，「好吧，就這樣，反正就是晚上睡覺而已，無所謂啦！」

無所謂？這個堂堂的中華民國立法委員，何時住過這麼「平實」的飯店？如果連他都如此能屈能伸了，我還要這麼計較住的問題嗎？

因此，雖然我還是百般不願意，但是也只好乖乖把行李放下，準備暫棲於此。

呼吸，呼吸，呼吸

隔天早上九點，我們來到賓館的最大一間房，裡頭已經坐了好幾個人，其中，有專程從湖北來的企業家，也有廣東的年輕民工。企業家是經人推薦，特地排了假來上課。年輕民工的臉色極為蠟黃，但他說自己其實已經好很多了，一場猛爆性肝炎差點奪走他的小命，多虧張師父，教他功法，讓他的身體狀況越來越好。

來自大陸各地的同學們眉飛色舞地講述張師父的事蹟，不過，其實張師父教的非常簡單，就是「呼吸」。

張師父說：「吸——」我們就跟著吸氣。他說：「呼——」我們就跟著吐氣。但我的呼吸既急又淺，往往他一吸一呼才剛說完，我已經做完三回呼吸了，實在很挫折。

另外，張師父要我們在呼吸的同時，觀想丹田處有一團暖烘烘的火，那火隨著我們一吸一呼而燒得更旺，帶給我們更多的溫暖。

不過，對於「觀想」，我也一向有障礙。我認識一些人是眼睛一閉上，馬上就可以有觀想的畫面出現在眼前，但我卻好似有面黑色布幕隔在眼前，哪怕再怎麼努力觀想，就是感覺不到（或說看不到）畫面。

張師父說，「氣」是最細微、精深的，無論任何地方、再細的孔隙，氣都能進入、到達，這就是為什麼氣功能夠有效。所以我們要先練習讓氣下至丹田，再慢慢練就能夠氣運全身，那好處可說不盡。

我們就這樣一人一張椅子，坐著，閉著眼，呼吸著，觀想著，練著……

雖然我閉著眼睛，還是感覺到其他人都好進入狀況，因為可以聽到他們的呼吸十分均勻、平穩而悠長，有些人的呼吸甚至細長到我聽不見那呼吸聲——對，別人在觀想自己的丹田，我卻是在觀看別人的習練。

沒辦法，我真的很難靜心，一下子側耳想著：包括我先生在內的這些人怎麼都這麼厲害，可以做得這麼好；一下子聽到自己肚子的咕嚕咕嚕叫聲，又想：剛剛早餐沒吃飽，現在好餓喔，不知道幾點可以吃午餐？這附近有什麼吃的呢？等等要吃什麼？……

不行不行，要專心、要專心，不可以老想著吃。專心！專心！但怎麼開始覺得想睡覺了？昨天晚上房間開了冷氣太冷，冷氣機運轉又很大聲；關上冷氣、只開窗卻又太熱，還有街上的喧嚷太吵，所以今天晚上怎麼樣才比較好睡呢？……

咦，張師父說練半個鐘頭，怎麼半個鐘頭這麼久？我偷偷睜開眼看，張師父也一起端坐著，閉目練功。嚇，原來他根本沒有在看時間？那搞不好半個鐘頭早就過了吧，難怪那麼久……

我東想想、西想想，完全就像個等老師喊下課的學生。「沒關係，才剛開始，還有好幾天可以練。」我安慰自己，「明天再好好練，總會慢慢進步的吧。」

但我顯然高估了自己的能耐，也低估了自己做壞學生的本事，因為日復一日，我都在重複同樣的狀態。每天下午，張師父帶著我們做「動功」，運動肢體，我也因為那些動作必須緩慢伸展，而耐不住性子地草草比畫。

可想而知，我因此有著深深的挫折感與罪惡感，但就是沒有一絲絲張師父所說的「氣感」。

一個星期的課程要結束了，張師父特地買了兩瓶大陸國有藥廠產製的中藥送給我。他說：「妳的問題就是骨盆腔發炎。所以，妳別再吃一些雜七雜八的中藥增加身體負擔，吃這兩瓶中藥消消炎就可以了。」同時，他也送每人一份禮物，就是幫大家一一「發功」。

雖然我學習態度與成效不佳（應該說是很差），但我還是識好歹的，張師父的關心令我感動，他願意耗費自己的精氣來為大家發功，更是令我們十分感激。

由於我就是為了生孩子而去的，所以他要我先生陪在旁邊，叫我把衣服掀開、露出肚子，然後他開始運氣發功——我看到他頭上冒出了汗珠，衣領也開始濕了，然後隨著他的手勢，真的看到好像有水被他從我肚子裡抓出來般，雖然他的手根本沒有接觸到我的皮膚，但我的肚皮卻有些微微發紅與熱感，讓我看得驚嘆不已。

之後，他也幫我先生做了發功傳導，我先生很明顯地感覺到丹田熱熱的，皮膚也紅紅的，再看張師父，他則是整片背部都濕了。

多麼特別啊！這不是武俠小說中才會出現的情形嗎？我們竟然就這樣被灌了氣?!

可惜的是，畢竟我身體的問題是積累已久的，所以沒能立刻功力增進一甲子。回到台灣後，也因忙和累，加上心浮氣躁，就荒廢未練了。

果然是君子立志恆，小人恆立志啊！

誰是我的Dr. Right？

這個醫師真的幫得了我嗎？
或者，其實別人介紹的其他醫師，才真的是我的Dr. Right？

由於媒體的報導，許多熱心的朋友（有些我們彼此熟識，有些我其實並不認識）會很好心地提供各種資訊，例如：他的誰誰誰是看哪個中醫師調理而順利懷孕的；他的誰誰誰本來做了好幾次試管都沒成功，後來找某某西醫，結果一次就成功了；他的誰誰誰一直都沒懷孕，吃了某某偏方兩個月，果然一舉得子；他的誰誰誰看遍各名醫不成，後來去某某地方拜拜祈求，結果兩個月後真的就懷孕了……

這些資訊，從中醫到西醫、從偏方到營養品、從宗教到風水等等，都是對我的真誠關懷，都令我很感動，只是，我一天只有二十四小時，只有一張嘴巴，要什麼都試，真的有點困難。不過，我還是會在判斷安全的情況下，盡可能多方嘗試，畢竟那些都是善心人士的好意，也真的是有人嘗試過了有效才推薦的。

只給營養品的加拿大醫師

也是經由好朋友的介紹，我去拜訪了在加拿大看診、剛好回國探親的一位醫師。說他是醫師，好像又不太符合我們對傳統西醫或中醫的定義，因為他不給中藥，也不幫人打針，他給的只是各種營養品。

他的理論是：只要身體的營養均衡了，人自然就健康，而我們之所以會有各種問題，正是因為體內可能某樣物質過多、某種成分過少。

他先用儀器檢測我的過敏原，看看我應該避免食用哪些食物，以免造成體內慢性發炎，然後，再檢測我缺乏哪些營養元素，開營養補充品給我服用。

這一測，發現一堆愛吃的東西都不能吃，卻得吃下一堆對我來說名稱挺陌生的營養品！那些或錠或膠囊的健康食品，有些一天只要吃一次，有些需要早、晚吃，有些得照三餐吃……不但弄得我頭昏，算一算，甚至最多一次得吞下十幾顆。

開了二十多味藥的上海老醫師

見我一次得吞這麼多膠囊，一位台商好友看不下去，叫我去上海求診。

「我跟妳說，上海這位老醫師真的很厲害，我們大陸辦公室的一個祕書才給他調三個月，現在小孩已經滿月了。他已經退休，不看診了，我們祕書是透過關係才請到他看的。現在我自己也找他，以前我來月經時都會痛，調了幾個月，現在都不痛了。所以如果妳願意，我們跟他說一說，請他幫妳看看，調養調養。」

既然住在台北，對於外地的求助資源，我通常會排在名單的較後面，因為心裡有這樣的O.S.：推薦名單上，在台北的醫師都還沒看完哩，有必要先捨近求遠嗎？

但是，看了這麼多醫師都「不見結果」後，聽朋友這樣熱情地大力推薦，我禁不住猜測：會不會我的緣分不在台灣呢？同時心想：這位好友一向標準很高，要她願意表示認同，通常不太容易，既然經她過濾、認為好的，應該確實有優點吧。反正，也當去上海玩一玩囉。

老醫師的家收拾得乾淨又整齊，看得出來，這是位自律甚嚴的長者。

在桌旁坐定後，他拿出一疊紙與自來水毛筆，開始問：「妳幾歲？叫什麼名字？……」

一番問診、把脈後，他閉著眼想了一想，隨即開始在紙上振筆疾書，洋洋灑灑地寫了二十多味藥，寫完後，他對著紙吹吹乾，再仔細看了一遍，才對我說：「這是藥方，妳可以回台灣自己抓藥煎著喝，也可以由我在這兒找我們配合的中藥鋪子幫妳煎好，一包包帶回去。」

看著老醫師一手漂亮的草書，我想，還是由熟悉他字體的藥行抓藥煎好吧。

行李箱裝著滿滿的藥回台灣後，另一對好友夫婦聽說我遠赴上海求醫，還在那兒抓藥煎來吃，好意提醒我，「大陸的中藥材沒問題嗎？重金屬等問題會不會很嚴重啊？」

這個擔心有其道理，只是藥都煎好了，我告訴自己：台灣賣的藥也都是大陸進口的吧，有差嗎？

安慰自己之外，也想安朋友的心，我說：「不會啦，有個超有錢的朋友也吃他的藥，她應該比我更怕死吧。而且那個醫師感覺很細心，思考推敲之後，一個藥方開了二十多味藥，應該很厲害，才能對這些藥之間的交互作用有把握吧。」

朋友聽了我這樣講，更是不以為然，「厲害的醫師都講究用藥簡潔，哪有一個藥方開這麼多味藥的，好像在亂槍打鳥喔。」

是這樣嗎？

「當然是啊！」朋友說：「妳確定妳還要繼續這樣吃嗎？不要拿妳的身體做實驗。」

我確定我還要繼續這樣吃嗎？好像真的不大確定了！

我的選擇是對的嗎？

在求子的過程中，最令人感動的就是各方真誠的關心。只不過，有時也會有訊息太多的困擾，實在讓我不知該聽誰的好。

例如，在赴上海之前，有朋友介紹我去看一位她心目中的神醫，但我吃了他三、四個月的藥，因為沒有特別感覺而另覓良醫。朋友知道了很感到惋惜地說：「我覺得妳有點太急了，至少吃個半年吧。妳那麼大年紀，人家如果吃三個月就懷孕，妳吃個半年懷孕不算慢啦！」

也有朋友介紹了一位在外縣市的醫師。幾年後，再碰到那名友人，她很關心地問我，「去看那醫師了嗎？看得如何呢？」當我告知她，我在看別的醫師時，她忍不住脫口而出，「哎呀！就跟妳說去找那個醫師，他真的很厲害。如果妳幾年前就去看他，現在也許早就生了。」

這名直率的朋友完全是好心，也純粹是因為急我所急，才會好像在怪我沒聽她的話，但是，她同時也指出了一個我最糾結又複雜的疑惑心緒，就是：

時間已經如此有限了，我現在看這個醫師，究竟是在浪費自己的時間，應該趕快「懸崖勒馬，另求良醫」呢？還是該好好地相信一個醫師到底，讓他能夠用他的方式徹底地治療我呢？

現在的這個醫師真的幫得了我嗎？或者，其實別人介紹的其他醫師，才真的是我的Dr. Right？

會不會當初去看×××醫師的話，我早就懷孕了啊？

是我太沒耐心了嗎？假如那時沒有那麼快離開，而是繼續堅持看他，我現在會不會已經被調養得很不錯了呢？

……

這些念頭，常常在我腦海中反覆地跳出。儘管我對醫師們都很有信心（若是不好，人家怎麼會介紹給我），對自己卻越來越沒有信心了。

我的選擇是對的嗎？

我的決定是正確的嗎？

決定去泰國

心情越來越浮動時，旅居泰國的一位台商好友返台，在一次聊天中，他提到在泰國認識的一位台灣朋友，與太太做了幾次試管都無法成功，後來是到泰國一家私立醫院找了一位女醫師——年輕的女醫師很細心地研究他們的案例，替他們做了檢查，才發現原來他們夫妻兩人的精卵互斥。於是她開藥治療，賓果！他們有了孩子。

「而且還是雙胞胎呢！」台商好友很為朋友夫婦開心，並且覺得我應該也能受到幫助。

但是，去泰國？

我既懷疑泰國的西醫水準真的會比台灣好嗎？也擔心到那兒語言不通、凡事不熟悉，豈不是給自己找麻煩。

「妳不用擔心，你們到泰國，就當順便度個假，我或那個朋友會陪你們去醫院，我們都可以當翻譯的。以前我根本不會注意這些訊息，這次就在回台灣之前，恰巧聽到他的好消息，所以也許老天就是要我把這消息帶給妳，是妳的緣分到了，去試試嘛！也許去了，真的就有了？不試試，多可惜。」

我完全可以理解好友的好心：不曉得便罷，既然知道了有好醫師幫助過人，如果不分享這樣的資訊，也許日後會自責，「可惜我當時沒有盡力勸她來。」

朋友的好意是如此盛熱，去試試，好像也沒什麼不好，於是，我和老公排除萬難，排定時間，決定出發去泰國。

泰國是我很喜歡的一個國家，物價便宜，食物美味，還有泰式按摩可以享受。只是，我從來也沒有想到，會在這個國家做那麼多出乎我意料的事，也沒想過竟會在這個陽光燦爛的國家，收到一個青天霹靂的消息！

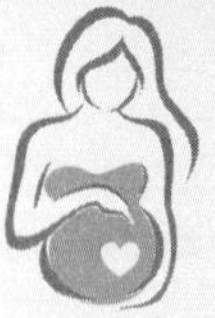

找個泰國美女嗎？

屬於我的球季就這樣結束了？我要接受外籍傭兵上場來，為我打這場仗嗎？

青天霹靂

我們到達泰國的時候，正值紅衫軍占據市區抗議，朋友勸我們為了安全，去住離鬧區有點距離、離醫院近的旅館，也方便些。

頭兩天是週末假日，白天，朋友帶著我們逛熱鬧、豐盛的大市場，看到碩大又鮮豔的水果、青翠欲滴的蔬菜，還有包裝精巧可愛的豆漿、果汁，以及各種香辣誘人的熟食小吃，真的令我雀躍不已。閒逛一天，到了晚上，找家好餐廳吃一頓酸香重辣的泰國大餐，然後去做腳底按摩，日子果然就像度假一樣開心啊！

然而，週一見到那位泰國醫師，聽她分析完我當天的檢查報告，我就實在沒有什麼度假的興致了。

醫師對我們直言，從指數來看，我要懷孕實在非常困難。

「妳應該要慎重考慮，真的還要再承受打針這種苦嗎？」她問我。

我知道我荒廢了青春時光，我知道我沒有強健的體魄，但是、但是……這樣就不能懷孕嗎？不是聽過好些人是高高高高齡產婦，但也順利產子當媽？

我一臉愕然，朋友也沒料到會是這種結果，幫忙翻譯時，他顯得很是為難。

老公握著我的手，我不想看他，因為我知道他的難過不會比我少。

要找代理孕母嗎？

步出醫院，老公很快整理了心情，開始與朋友商量。

其實他本來就有些擔憂我若懷孕，身體能否承受（他很矛盾，一方面希望我能懷孕，一方面又擔心我的身體），現在既然醫師這樣說，而就他所知，泰國的卵母與孕母都是合法的，反正人在泰國，要不要乾脆在這裡找代理孕母或卵母呢？

「我們先請朋友幫忙打聽，反正應該不會那麼快就找到。在找的這幾天，我們還可以好好思考是否要這樣做，同時了解這裡的法律規範和做法。找到人後，也還可以看看、感覺一下對方會不會是好的卵母與孕母，好嗎？」老公問我。

在台灣，我們可以接受卵子捐贈，但是不能由他人代為懷孕分娩。對我來說，迎接新生兒最美妙的事情之一，不就是看著自己與先生的鼻子、眼睛、嘴巴、個性……等，具體而微地縮小出現在另一個小生命上，然後讚嘆造物主的奇妙嗎？如果卵子不是我的，在孩子身上看不到我的過去、我的小時候，我會不會有很強的失落感呢？

我在台灣都沒有接受捐卵了，要千里迢迢地來到泰國尋找卵母與孕母嗎？

我的公公年事已高，不大管事，婆婆則雖然內心很期盼我們能夠生個寶寶，但她還是將心比心地疼我這個媳婦，不曾給我壓力要我非生孩子不可。因此，我時常很感恩。

老公不是什麼有錢人，但是同時，我也不會有一些富貴人家媳婦無法做自己的委屈——不是每個有錢人家媳婦都必須壓抑自己，但是確實有些婆家會覺得，「咱們家有錢，妳什麼都別做，幫我們家生孩子就對了！」生吧生吧生吧！生不出來，就等著被嫌棄（比如：「我只要求妳做這件事，妳還做不到?!」）。

若好不容易生了，卻是女孩……我有朋友就因而暗自垂淚，因為先生與婆婆一心要男孩，好繼承家業，而她已經生了三個女兒！

那樣的日子，再怎麼樣穿金戴銀、搽香奈兒、拎柏金包，都絕不好過。何況，有時還得擔心先生會不會乾脆在外面生了一個兒子抱回家。

有個朋友曾告訴我，她老公揚言，不要怪他在外面找別人生他的兒子。

「他的兒子、他的兒子，他兒子比他老婆重要嗎？他娶我，就只是要我幫他生兒子嗎？我們夫妻間就只剩這層意義嗎？」朋友用手抹著淚，氣憤地說：「我婆婆還說，如果那樣，她也沒辦法阻止。她為什麼覺得生不出兒子就一定是我的問題呢？」

聽了朋友滿是緊張、難過的訴苦，我問老公，「我們努力到現在都還沒有，你有沒有想過在外面生？」

老公說：「是啊，我實在很後悔沒有在認識妳之前，先在外面生一個。」

我瞪大眼，問：「你說這什麼意思?!」

「意思就是，認識妳之後，就沒機會這樣做了啊！」老公促狹地眨眨眼。

我則是嚴詞警告，「我告訴你，你如果真覺得生孩子這麼重要，重要到就算失去老婆也一定要生出自己的小孩，那我們乾脆趁早離婚喔！」

老公像覺得我有點無聊似地看了我一眼，摸摸我的頭，然後繼續看他的ＮＢＡ季後賽。

而現在，在我毫無心理準備下，屬於我的球季就要這樣宣告結束了？
我要接受外籍傭兵上場來，為我打這場仗嗎？

我的丈夫，對我並非百依百順，有時還會讓我氣到覺得「怎麼會有這種人，而且我竟然嫁給了他」，但是，他確實愛我、在意我、保護我、不許別人欺負我（但他不是「別人」，所以他欺負我不在此限）。

在我上晚班時，不管多累，他一定來接我下班；在我吃素時，他默默陪著我吃素；曾經我受了委屈，他比我還生氣；我失意時，他會讓我覺得沒什麼大不了的，因為還有老公可以依靠……

這樣的老公，如果是因為我的身體狀況無法生出一個像他又像我的孩子，那麼有個能夠像他的孩子，也是不錯的、也是應該的吧？

想到他對我的好、想到他的一些優點，我突然覺得，如果他希望能擁有至少有他的ＤＮＡ的孩子，用的又是醫學上試管嬰兒的方式，我沒什麼理由不願意吧？

如何接受？又如何放手？

老公當然感受得到我的複雜心情，他以他慣用的開玩笑方式安慰我，「妳可以找個又高、又漂亮、又聰明的卵母，這樣生出來的小孩，就可以像妳一樣又高、又漂亮、又聰明啦！而且往好處想，找代理孕母，妳還不用痛呢。妳不是最怕痛的嗎？也不用怕身材變形，還得忌口哩！」

「可是，如果是我懷孕，我可以做胎教啊！我要做胎教啊，胎教很重要的。」

「那我們就要求孕母做胎教。」

不知他是想安慰我，還是真的認為只要我們要求，別人就會照做。

「Honey，」他知道我的不以為然，「我們面談時，找一個也認同胎教、願意做胎教的孕母，然後我們有空時就飛過來看看，或是跟她視訊、多提醒她，這些都是我們能做的。但是，對於我們不能做的、管不到的，就不要想太多。想那麼多也沒用，我們要學會接受與放手。」

接受與放手。接受現實中，有我們能做與不能做的，放開那些我們做不到、管不了的。這是我該學，卻並不容易學的吧。

所謂的「只是個蛋」，不只是個蛋啊！

兩天後，朋友找來仲介。仲介給我們看了孕母的照片，並大概介紹幾位孕母的年齡、背景等簡單資料。

單憑這麼少的資訊，我們就要決定由誰來幫忙孕育我們的孩子？

仲介說：「不好意思，因為她們都住得遠，來不了，無法與你們見面，但是我可以撥電話給她們，看你們有什麼問題想了解。」

我和老公面面相覷——問題嗎？嗯……

妳為什麼想做代理孕母？（——為了多賺點錢……啊不是啦，是因為我很愛小孩。）

妳抽菸、喝酒嗎？（——有喔，我抽菸又喝酒……啊沒有啦，我不抽菸、也不喝酒。）

妳偏食嗎？（還好吧，只有不愛吃青菜、水果……啊說錯了，我完全不偏食。）

妳平常喜歡做些什麼？（就看看肥皂劇、打打線上遊戲……啊開玩笑的啦，我最喜歡參加藝文活動，陶冶自己的性情。）

妳都幾點睡覺？作息正常嗎？（很規律，每天都半夜三點才睡……啊別誤會，我是說我作息很正常啦。）

妳喜歡看書嗎？（我一點都不喜歡看書，看書不如看電視……啊弄錯了，我超愛看書的。）

妳脾氣好嗎？容易緊張嗎？（我脾氣不好，很容易發火，也很容易神經緊張……啊不對、不對，我脾氣很好、個性很穩定。）

妳覺得胎教有用嗎？如果有，妳會對肚子裡的寶寶說些什麼？教他什麼？（我覺得胎教根本沒用……啊我聽錯問題了，我是說，胎教很重要！我會跟他說要乖乖的，還會教他唱歌、看書。）

我心想：這些問題有意義嗎？明知道妳期望的答案是什麼，她就不會說妳想聽的話嗎？

仲介當然不曉得我內心的疑問，接著又說：「如果你們有覺得還不錯的人，先付一筆費用，我會請她去醫院做身體健康檢查。懷孕成功後，會請她住在我們特別安排的宿舍，方便我們看顧她，要做產檢時，也能確保有人帶她去做產檢，同時在每次產檢後，我們都會把產檢報告拍照，傳給你們看。」

聽起來真是很有經驗了啊！

仲介微笑著說：「我們這也算是良心事業。」

是啊，天高皇帝遠，人家如果要沒有良心，你也莫可奈何。

「至於卵母，我帶來的這些照片，你們可以再仔細看一看。」

看照片，有的皮膚白皙、眉清目秀，也有的膚色黝黑、濃眉大眼，但相同的是她們看起來都很年輕，大概才二十多歲吧。

仲介笑了笑，說：「年輕是一定要的啊，你們應該也曉得，年輕女生的卵子比較健康。」

我當然曉得，我現在之所以受孕困難，就是因為除了身體虛之外，還有一個極為重要的原因：沒有好好把握卵子的青春黃金顛峰期。

只是，這些年輕女孩兒知道她們要被注射藥物針劑，以讓她們的身體產生非自然的變化嗎？

甚至，她們捐出了卵子，卵子變成胚胎，然後這個胚胎每天、每天默默地長大，長成了一個小男生或小女生，但她們全然不知這個帶有她們基因、血液與傳承的小男生或小女生，長什麼樣子，也許有一天在路上擦肩而過，像兩個完全沒有任何關係的陌生人般，她們一點也不在乎？

她們真的完全不好奇，也不在意？

「不會的，她們都知道。打針的情形，不只我們會告訴她們，醫師也會說的。」

仲介大概以為我們最擔心的是會不會有一天，卵母找上門來主張任何權利，所以接著說：「我們都會簽約的，她們也知道自己只負責捐卵，而且你們不用留電話或地址給她們。你們放心，這些年輕女孩也都很忙，還有其他事情在做，而且她們捐的只是個圓圓的蛋，又不是胚胎，胚胎也不是放在她們的肚子裡成長，她們更沒有看到孩子。所以對她們來說只是個蛋，不會有感情的。你們放心。」

是這樣嗎？只是個蛋！只是個蛋？

只有像我們這種不孕夫妻才能深深感受到「只是個蛋」，並「不只是個蛋」嗎？那是讓先生覺得一定要拚搏的動力，那是讓家庭有更多笑語、責任與甜蜜負荷的開始，那是滿滿、滿滿的期盼與渴望啊！

面談

憑著對照片的感覺，我們請仲介安排了兩名女子前來面談。

我知道我有些長處和優點，但同時也有自知之明，對自己有許多不滿意的地方，例如：我個子並不高䠷；我沒有數理頭腦；雖然我對音樂、體育和美術都有興趣，也都學過一點，但是離天分二字差了十條街遠；還有，我心很粗、性頗急、筋超硬、膽極小……

其實，過去有些朋友提出我是否該乾脆找卵母或孕母幫忙時，我曾對其中兩個朋友說：「如果我真的得找卵母，妳就是最好的卵母人選啊，又聰明，又漂亮，長得高，心又善良。怎麼樣？要不要考慮考慮呢？」

這當然是半開玩笑的話，因為就算我符合接受捐卵的資格，但國內的法令並不允許如此指定卵母。而沒開玩笑的另一部分，則是這兩個好友真的都是高䠷、聰慧又內外兼美，如果我必須用別人的卵，當然要乘機做品種改良。

從攤在面前的照片看來，兩人都美目盼兮，妝髮、衣著俱佳，其中一位還戴了瞳孔放大片，讓她顯得更是大眼美女。因此，我特別請仲介要她們一定要完全素顏前來，因為有時，就算是男性化起妝來也可以是妖嬌美麗的。

兩位女孩兒依約前來了，一位已在工作，一位還是大學生。

在工作的這位說她覺得這是做好事，而且也有助於她多存一點錢。大學生則明白地說，她需要錢繳她與弟弟的學費，她需要錢改善家裡的生活，讓家人過得好。

我很幸運，在求學過程中，不需因為擔憂學費與家人的生計而去注射藥物。但是，我是否也很不幸呢？後來必須注射如此多次的藥物，花出去大把的錢，結果卻什麼也沒有得到……

她們兩人，一個看來文靜賢淑，一個感覺活潑開朗；一個會瑜伽，一個愛畫畫；一個學法律，一個念商學；一個平常喜歡看書、彈鋼琴，一個熱中研究市場、做生意。這麼不同的兩人，都很不錯啊！

我與老公、朋友私語討論，老公說尊重我的想法，朋友更不會有意見。而我，則是不知該如何選擇。沒得選是一件痛苦的事情，但選項太多，也不見得不煩惱。

「那就不當場急著決定吧？」我說。沉澱沉澱，夜闌人靜時，好好想一想，睡一覺起來，也許就會有答案浮出？

曼谷的天很熱，旅館的冷氣很冷，我在外頭燠熱、裡頭涼冷的旅館房間內，心一下熱、一下冷地想著：就這樣，選一個卵母、一個孕母，十個月後，帶回一個小baby——事情就是這麼簡單嗎？我就這樣決定放棄自己了嗎？我的屢敗屢戰，要在這兒到達終點了嗎？

原來，放棄也是需要勇氣的。

而如果我選擇不放棄，究竟是有沒有勇氣呢？

別想那些了啦！

管妳怎麼樣，會懷孕的人就是會懷孕……是這樣嗎？

求孕方法，民間傳說數不清

回到台北後，我告訴自己：再拚一年吧！這麼久都等了，也不差再多等一年。再拚拚看吧？

於是，當一些朋友關心地問：「還在努力嗎？」我都報以微笑，說：「是啊，我要向　國父孫中山先生看齊。懷孕尚未成功，用和仍需努力。」

好心的朋友們紛紛繼續推薦醫師、介紹宮廟，甚至送上充滿寓意的風水寶物——

我因此才知道，原來民間有這麼多的傳說。

有長輩與朋友特別去拿了工地開工大典時用過的鏟子，要我放在床下，她們說「鏟子就是『產子』」。但為什麼一定得是工地開工動土時用的鏟子？朋友說：「妳還真是好奇寶寶耶，應該是因為這也代表『產子』之事動工了吧。」

唔，聽起來好像有道理。鏟子上綁著紅色緞帶做的大紅花，朋友與長輩的熱情，就像那大紅花一樣明亮、溫暖。

有一次上某個電視節目時，一位來賓送了我一雙筷子，對我說：「把這雙筷子放在枕頭底下，筷子筷子，『快快得子』！」

還有一位立委好友，因為聽說蘇花改的「貫通石」很靈驗，有求子十五年的婦女因為拿了兩顆貫通石回家，分別放在床頭和床尾，竟然就懷孕成功，而特地去拿了一顆送給我。

好運（孕）棉，到底怎麼用？

除了床頭、枕頭與床下這些和睡覺有關的地方，可以擺放這些充滿人情味與寧可信其有的寶物，還有朋友送我一片「好運（孕）棉」——就是懷孕或剛生產完的婦女在懷孕之前所擁有的衛生棉，代表原來的擁有者既然使用了之後就懷孕，那麼這些衛生棉應該也會帶給下個擁有者好運。

有一回上電視節目，聊到此話題時，我說：「朋友們很熱心，好幾個人都給了我好運棉，只不過，我用了以後，到現在都還是沒懷孕。」

我話還沒說完呢，其他來賓只聽到我說「我用了」就開口驚呼，說：「妳怎麼能用啊？那不能用啦！難怪妳沒懷孕。」

「不能用？那要做什麼？難道又是放在枕頭下或床底下嗎？」

「不是，不必放在那些地方，但是也不能用。妳用了它，不就是把好運用掉了嗎？」其中一個人苦口婆心地教導我。

「我要懷孕，不就是需要好運嗎？而且她們就是用了這些衛生棉後懷孕的，這樣聽起來是不是比較像送好運棉的由來？」我實在很狐疑。

她說：「妳這樣說聽起來好像也合理，但我們真的就只是放著不用。像我前陣子才轉送出去的那片好運棉，妳知道被轉送過幾次了嗎？從×××、×××、×××再到我（都是順利懷孕的女藝人），我們都是這樣做的，妳看，都成功了。」

我當場真是覺得好糗！

又過一陣子，有個朋友懷孕，也給我一片好運棉，還特別囑咐我，「下次月事來的時候就可以用囉！」

我問：「是嗎？可是之前人家告訴我不能用。」

她說：「真的嗎？之前人家教我是要用掉耶。」

所以敢情管妳有沒有用，會懷孕的人就是會懷孕，就算「沒用」也都「有用」；而不會懷孕的人，即使「有用」也「沒用」……是這樣嗎？

我實在很不願意承認好運棉對懷孕的作用，與我們有沒有去用它原來是無關的，因為那就代表我們沒有可以歸咎的原因、沒有可以改善的地方，沒有一根浮木至少能支撐我們懷抱著信心度過三個月、五個月。

要這樣地沒有想頭嗎?!

一天，一個四歲女娃兒的話驚醒了我。

小孩有超乎我們能理解的能力

先從我的表姊談起吧，她生了一男一女，肚裡懷的妹妹要出生時，哥哥兩歲大。

某天晚上，表姊飯後坐在沙發上休息、撫摸著大肚子時，一旁的哥哥突然冒出了一句，「馬麻，妹妹想要出來了。」

隔天上午，表姊果然開始陣痛，沒多久，女兒就出生了。

我不知你是怎麼想的，但我一直覺得小孩子有我們所沒有的能力。聽表姊講述她的親身經驗，我更是深信小孩有超乎我們能夠理解的能力——不然，為什麼才兩歲大的孩子知道妹妹要出生了？

這就是為什麼那天聽了四歲外甥女說的話，我會感到震驚。

外甥女是我妹妹的女兒。妹妹知道我想要小孩，所以從女兒開始學說話時，就很貼心地要她喊我「媽咪」、喊我老公「爸比」。有時妹妹必須加班或出差，會請我幫忙帶小孩，所以我們夫妻倆都跟這可愛的小娃兒很親，對她視如己出。

小女娃兒上了幼稚園，看到同學有哥哥、姊姊、弟弟或妹妹，但是她沒有，她很羨慕有手足的同學，因為那些同學就算大人沒空陪著玩，仍有兄弟姊妹可以一起玩。而且，小女生容易有母性吧，見同學有妹妹，會想玩媽媽與女兒、或是姊姊與妹妹的家家酒遊戲，假裝做飯給女兒吃或是幫女兒綁辮子；如果同學的弟弟、妹妹是小baby，她還會想抱抱小baby或是幫忙餵喝奶。

曾經，我們有如下的對話。

我：「寶貝，如果我生小baby了，妳會餵他喝ㄋㄟㄋㄟ嗎？」

寶貝：「會，我會。」

我：「那妳會幫他換尿布嗎？」

寶貝：「尿尿的話我會，便便的話，矮油，那我就不會了。」她突然想到什麼，趕緊補充說：「但是我會幫他拍拍打嗝。」

我：「那妳會幫他洗澡嗎？」

寶貝：「嗯……那妳要教我，還要陪我們、在旁邊看。」

我：「那妳會幫他換衣服嗎？」

寶貝：「他乖乖的話，我就會。他亂動的話，我就不會了。」

我：「還有呢？妳還會幫他做什麼？」

寶貝：「我還會陪他玩、講故事給他聽。」

我：「妳這麼喜歡弟弟妹妹啊？」

寶貝：「嗯。」

我：「那妳喜歡跟凱凱玩嗎？」凱凱是她的表弟，不到兩歲，喜歡追著她的屁股後面跑，但她可能因為年紀有點差距，而不太知道該如何一起玩。

寶貝：「不喜歡。」

我：「為什麼？是因為他還太小、聽不懂妳講的話嗎？」

寶貝：「對，我跟他講那個積木不能動，他聽不懂，要他和我玩扮家家，他也不會玩。」

我：「是喔？那如果媽咪生了小baby……」

寶貝：「小baby不一樣！我喜歡小baby。」我話都還沒講完她就搶白，除了驚訝她的邏輯很好，更讓我知道她真的很期望有小弟弟或小妹妹。

所以，有時當她對別人有弟弟、妹妹投以豔羨的眼光時，我會跟她說：「媽咪努力努力，看看能不能幫妳生一個弟弟或妹妹，跟妳一起玩好嗎？」

「那會很久嗎？」小小年紀的她非常期待能夠快一點——雖然她對時間的快慢、長短還沒什麼概念。有一次我對她說：「我們再玩五分鐘就要回家囉！」她回說：「不要，我要再玩一分鐘。」

我何嘗不想快一點呢？但偏偏我的生理時鐘快轉、快轉，轉到像有離心力般離「懷孕」這中心目標越來越遠，慶賀鐘聲因此遲遲未能響起，我又能怎麼辦呢？

可是，那天……那天我其實是懷抱著一些希望的。

別再講了啦，不要再想了……

我的月經已經慢了五天還沒有來，雖然用驗孕棒沒驗出來，但那應該是「還沒能」驗出來，因為才五天啊！通常都是慢了至少一個星期或十天才驗得出來吧？

中醫師把脈時，說感覺我這個月的卵子滿大顆的，我用驗排卵試紙確定了排卵日期，雖然老公因為應酬喝了點酒，可能會影響精子品質，但是，會懷孕就是會懷孕吧，數以億計的這麼多精子，我就不相信那裡頭沒有一個精子是酒量好、灌不醉的。

我認為很可能就是這個月了！就要成功了！

那天……我開車要載外甥女回我家，聽著坐在後座安全座椅上的小寶貝開心敘述這天在學校，她如何當大姊，與同學及同學的妹妹一起玩家家酒時，我忍不住問她，「寶貝，妳比較想要一個弟弟，還是妹妹？」

「妹妹。」

「為什麼？」

「因為我可以幫她梳頭髮、綁辮子，她可以跟我一起玩。」她很認真地說：「而且，男生玩的跟女生玩的東西又不一樣。」

「這樣的話，那媽咪看看能不能生一個妹妹給妳好嗎？」

聽到這話，坐在安全椅上、本來身體前傾與我聊天的她，馬上往後一躺，說：

「哎，這些不要再想了啦！」

「啊？」聽到這話，我真是驚訝到不行，更幾乎感到難以言語！

一方面是因為這老氣橫秋的話竟然出自一個才四歲大的小孩兒，更重要的則是，難道這個四歲大的小孩兒是在告訴我：這次，我是不會成功的，以後，我也別再有期望了嗎？

我強作鎮定，微笑著問她，「為什麼呢？為什麼妳說不要再想這些了呢？」

「妳講這麼久了都沒有，所以別再講了啦。不要再想了。」

她講話的口氣、神情和肢體語言，都像個大人一般，而她是在告訴自己因為我一直食言，所以她不要再想了，以免繼續失望？還是，她根本就是在告訴我：妳還不明白嗎？妳努力了這麼久，如果會有，早就有了，如果到現在都沒有，那妳還以為妳會有嗎？

如果是後者，她是純粹依著直覺能力，揭露了那最不堪的結論嗎？

我默默地回到了家。

兩天後，我默默地接受又沒成功的事實。

遠赴美國找美人

我們倆應該是互相成就對方，而不是以愛為名反對彼此。

希望在美國？

如果真的不要再想懷孕生子這件事了，那我們就不要孩子了嗎？
我沒有與老公討論，因為我還沒辦法完全接受這結果。
沒想到，老公卻主動與我討論了。
「前兩天，我遇到葦葦姊。妳知道她的祕書去美國找卵母和孕母嗎？結果生了一個好可愛的小女生喔！她說，她覺得美國可能比泰國更有法律保障，因為中間還要透過律師公證什麼的，所以她跟她祕書要了那個美國的仲介與律師的電話給我，讓我可以詢問細節。我們來問問看，也許去試試看，好不好？」

我好像沒有什麼理由說不好，但我也不願說好，就像一名忠心的士兵，雖然已經傷痕纍纍、疲倦不堪，也知道戰局即將以投降告終，但就是怎麼樣也不想丟出白帕、舉起雙手。

於是，事情似乎僵在那兒。

深夜的視訊

過了幾天，某天半夜，我從睡夢中醒來，聽到客廳裡有人在說話。睜開眼，老公不在床上，打開房門，見他在客廳與美國那裡進行視訊通話。

我坐到他身旁，依偎著他，小心地不讓自己睡眼惺忪的模樣入鏡。我知道他在談什麼，但我一點也不想了解細節。

約半個鐘頭後，老公結束了視訊通話，問我，「妳想要我現在告訴妳剛剛我們談了什麼，還是明天早上妳睡起來後，我們再聊？」

我知道老公一向是行動派，當他決定要做什麼的時候，就會做了再說。他無法忍受一件想做的事擺在眼前，卻視若無睹地完全不去嘗試。所以好吧，他都已經決定要嘗試了，好歹我也該聽聽看。

「仲介剛剛提出了幾個問題，包括：我們的卵母有特別想找哪些血統的人嗎？因為她們目前有大陸人、烏克蘭人和俄羅斯人。另外，我們對孕母有沒有特別的要求？例如飲食上有什麼要吃或不能吃的？要生過孩子的？還是比較年輕、自己沒生過小孩的？還有，如果孕母不住在加州，是住在外州，我們可以接受嗎？因為那樣我們可能比較不方便去探望。關於這些，我都只說了自己初步的想法，我告訴她，還是要等我們兩人商量過後，再給她比較正式的回覆。」

雖然老公有些倦容，但還是繼續說：「我是這樣想，妳不是一直覺得混血兒很漂亮嗎？所以如果找烏克蘭或是俄羅斯的，我們就可以生個混血兒寶寶。可是我也擔心，萬一寶寶金髮碧眼，長得太像外國人，以後她上學時，不知道同學會不會以異樣眼光看她？她會不會比較容易與同學有隔閡？」

聽著老公一一陳述，我真的很佩服他，儘管睡眠不足，他的頭腦還是這麼清楚、這麼心細。而且，他想到的不是只為了滿足我們的喜好與虛榮心（像是「老婆妳看，我們的混血兒寶寶好漂亮啊！」），他是真的把孩子放在第一位，思考怎麼樣才對孩子比較好。

他是如此地盼望做爸爸啊！

以愛，成就彼此

老公曾經對我說過一句很令我感動的話，「不管我做什麼人生計畫，那計畫中一定有妳。」

他的任何人生計畫中都一定有的我，忍心不幫他完成這增添家庭新成員的計畫嗎？就算沒有我的ＤＮＡ，也不是經過我肚子孕育出來的，但是，他為的還是我們兩人啊！

何況，以往無論他要投身政治、或是動念參選，我雖然被動，但還是願意支持他，因為我不要有一天他怨我「當初都是因為妳反對」……而現在，如果我不肯讓他做這個嘗試，要聽他老了以後，有一天念我「當初都是妳不肯」嗎？

想到這些，我知道答案很清楚——我應該放手讓他去試！尤其，除了我不想自己必須為他的人生負責，我們倆也應該是互相成就對方，而不是以愛為名去反對彼此的。

卵母與孕母

之後有好幾個晚上，他都半夜起來與美國那兒通話。

雖然他悄悄地起床，躡手躡腳地走路，小心地輕關房門，再坐到客廳離房間最遠的角落，緊靠著話筒講話，但淺眠的我還是醒了。有時我會起床拿條小毛毯，帶去客廳幫他蓋在身上，坐在他旁邊；有時，我只是翻個身，然後再次睡去。

幾個月後，他要我請假幾天，因為我們要去美國簽約、辦手續了。

我們找了一位二十多歲的卵母，和一位三十多歲、但已經生了兩個孩子的孕母。她們都做了初步的體檢，等我們飛到美國，去醫院填表格、簽了約，她們兩人就要進入彼此配合的療程了——醫師要讓「卵母排卵」與「孕母子宮內膜增厚」的時間能夠互相搭配。

我們借住在朋友家中。這朋友是個事業做得很成功、熱心地活躍於僑界的美女。雖然是女強人，但是與我們聊天時，讓她最眉開眼笑的不是今天又賺了多少錢或是又花錢買了什麼，而是她的孩子。

當她談到小孩越來越獨立、懂事，喜愛音樂、並嘗試自己作曲，還有孩子在她生日時給她驚喜……這些才真正讓她眼睛發光！

我採訪過許多位高權重的政治人物，例如多位黨主席、甚至多位總統，他們不分黨籍，無論藍綠，在孩子面前，他們就只是一位父親。這個父親在外頭也許呼風喚雨，但是碰到孩子，他們仍是「俯首甘做孺子牛」，甚或還會被孩子吐槽、嫌棄，可他們最開心的，還是講述孩子——而非他們自己——的成就。這就是做父母最特別的心情，卻又最普遍而平常的心理狀態。

在職場上屢打勝仗的政治人物或大企業家如此，得看老闆臉色、為五斗米折腰的一般上班族，孩子對他們的意義就更大了。

我曾經見過幾位同事把孩子的照片放在辦公桌上。有人說：「看到照片中孩子的笑容，心情就很好，上班就有動力。」有人則講得更白，「每當老闆罵人時，我就看看孩子的照片，然後就覺得沒有什麼不能忍的了。」

孩子是如此能夠讓大人物變小粉絲，使心情不好的人撥得雲開，這些雖是我以前就有的體悟，但從這位朋友身上，我再次感受到震撼：再多的財富，都比不上孩子帶給她的快樂與滿足。

我們應該也能夠有這樣的機會，親身體會吧？

累了，也空了

診所裡，還有其他幾對夫妻。這裡的燈光明亮，人員忙進忙出，給人一種安心的感覺。

診所特別指派了一名會講中文的醫護人員接待我們，因為待填的表格有許多醫療專業名詞，有專業人員幫忙解釋，能讓我們省事很多。

這位醫護人員講話的聲音很好聽，態度也很和顏、誠懇。她告訴我們，卵母的檢查結果顯示她的生理機能很好，卵子的品質應該會很不錯；孕母在外州的醫院做健檢，從報告看起來也都不錯，而且根據與孕母接觸的醫護人員表示，感覺上，孕母的個性穩重、不急躁，這對懷孕也有幫助。

聽到她這麼說，我們當然頗欣慰，想當初，我們是看著仲介傳來的照片，研究了好久，才決定這兩人的啊！

表格上列出了許多問題，包括：我們希望一次用幾個卵子來做受精卵？一次要植入幾個胚胎？剩下的卵子，要不要冷凍起來？如果植入了兩個以上的胚胎又都成功，也就是孕母懷了雙胞胎、甚至三胞胎、四胞胎，要不要減胎？還有，萬一產檢發現孩子有些缺陷問題，要做人工引產嗎？……

這些問題其實都不容易回答。

我們無法預知卵母一次能夠排出多少卵，而那些卵要全部賭在這一次嗎？（冷凍卵當然不是不可以，但是，經過冷凍再解凍的卵子，品質畢竟不如新鮮的卵子來得好。）一次要植入幾個胚胎？假如只植入一個，風險當然太高，萬一那一個沒成功就代表全部都失敗。但是如果植入兩個、三個，甚至四個，雖然成功的機率提高了，但若是都成功了呢？我們要做減產手術？還是可以一次迎接三胞胎、四胞胎的到來？

至於，萬一孩子有缺陷，我們有什麼想法呢？我們知道若孩子有缺陷，不只父母辛苦，孩子也很辛苦，但是，那不會是偶然的吧？那是神有意的安排嗎？那我們還要將他拒於門外、狠心讓他的生命消失嗎？

醫護人員走出房間，特意讓我們自己好好討論。我們不知選擇到底是對是錯地，一項一項勾填了表格，簽了約，繳了錢。

隔著小圓桌，我們雙手緊緊握住彼此。隔了千萬里，孩子將在此與我們會面。

我們漂洋過海走了如此之遠，我們曲曲折折過了如此之久。那一切的吃藥、打針、全身麻醉、抽吸囊腫，痛或不痛的歷程都不必要了；那一切的運動健身、注意飲食、民俗療法、調養體質，做與未做的努力也都不重要了。

那一刻，我的情緒從複雜到十分平靜，就好像物體內的原子超快速運動時，那物體本身看來是寂然不動的吧。有種累了、也空了的感覺，我只想沉沉睡去。

但我的先生還得去取精。真的也難為他了。

我不想要妳再受這種苦

記得有一次，我做試管療程，需要半夜起來嗅吸破卵藥，他仔細地調好鬧鐘，鬧鐘響時，搖醒我，為我噴滴藥劑。

醫師以為用鼻吸的比較不像打針般會痛，但我其實寧願注射那打了會又痠又痛的破卵針，也不要忍受噁心的苦藥充滿整個鼻腔與口腔，而且還要小心不能吞下。

半夜起床已經夠討厭的了，破卵藥還讓人那麼難受，我不舒服地皺眉、苦著臉，他抱著我，拍拍我哄我入睡。

隔天取卵時，因為醫師不願麻醉取卵，所以我是完全清醒地進行手術。

先生陪著我進去，坐在我旁邊，大手緊緊包覆著我的手。他知道我緊張，尤其在器械進入卵巢與從卵巢出來時，那穿肉的刺痛，瞬間讓我更緊緊捏住他的手，一滴淚珠從我眼角流出。

他都看到了。

離開手術室，回到恢復室休息時，他說：「如果這次還是不成功，就算了，別再做了，我不想要妳再受這種苦。」

我知道，他平常跟我嘻嘻哈哈，有時在我向他撒嬌抱怨時，還會故意說：「妳這麼不勇敢，怎麼當媽媽？」「妳要練習為母則強啊！」但其實他不是不過心，只是想要用嘻皮笑臉來讓氣氛輕鬆些。

生理上，我苦我痛。心理上，他何嘗沒有感覺。

下雨了

走出醫院，洛城的陽光很乾爽，風卻有些透。與朋友約定碰面的時間還早，我們信步逛到附近的一家杯子蛋糕店，他點了杯咖啡，我買了兩個蛋糕，那甜滋滋的濃郁奶油正是我現在需要的——我要瘋狂地吃，我要瘋狂地喝，我要瘋狂地玩，我要瘋狂地樂！我再也不要管這食物對我的身體有沒有好處了！**Who cares?** 我已經不用奮鬥了啊！

我只差沒在街上跳起踢躂舞或是打場三對三籃球賽，來發洩我渾身滿漲的情緒，與一顆心空空蕩蕩的感覺。

Who cares? 那痛或不痛、做與未做的，都不重要了，都沒意義了啊！

「都，不，重，要！都，沒，意，義！」我好想大聲地狂喊啊！

兩個多月後，美國那兒來了電話通知。

懷孕沒有成功。

「凍的卵，還要再找這個孕母或其他孕母試試嗎？」美國醫院這樣問。

「為什麼沒有成功？」我們這樣問。

「你們知道，就算是年輕的卵、好的子宮，做試管還是沒辦法說就百分之百會懷孕，我們真的也不知道為什麼。」美國醫院這樣回答。

「我們不知道……如果已經是年輕的好卵子，孕母的子宮也沒問題，為什麼還是沒有辦法懷孕？所以，我們真的也不知道到底該不該繼續做下去。」我們這樣回答。

去美國那幾天，洛城的風雖然又大又涼，至少還有陽光。

但接到電話時的台北，不只天寒，還下著雨了。

PART 4

有嗎？沒有嗎？

知道不是只有自己一個人在努力，在某種程度上來說，多少有助於消弭一些焦躁感，因為有人實實在在地明白妳正在經歷些什麼，甚至可以與妳一起嘗試，一起奮戰。

購物狂的異想世界

我想，做我的孩子，應該會滿幸福的吧。

多希望有一天，自己能用到

我不是個會把辛苦賺來的錢拿去揮霍、大買名牌精品的人。

但是，碰到一些東西，我常常會忍不住一買再買，比如說，談教養孩子的書籍；比如說，小朋友的衣服用品；比如說，寬鬆無腰圍的衣服。

前陣子過年前整理房間，發現我的書架上排排站立了大約二十本左右的親子教養書。如果之前搬家時，一、兩百本書沒有莫名地不見，我想，現在書架上的這類書籍數量應該會更多吧。

從懷孕時該如何跟孩子互動做胎教、到生出後如何讓孩子睡過夜，以及怎麼樣做可以幫助刺激孩子的腦部發育、身體發展。還有，孩子在不同年歲，一般會有怎麼樣的認知發展；孩子漸大後，要如何教育孩子、讓孩子快樂長大；華德福的教育精神是什麼，蒙特梭利是如何教導孩子獨立自主；孩子為什麼會說謊；該如何培養孩子的觀察力與創造力……林林總總的，我都讀得津津有味，書上還以紅筆劃了一堆重點。

我想，做我的孩子，應該會滿幸福的吧。雖然我不是幼教專家，但我確實很樂意吸收幼教知識，更樂於與孩子相處、玩耍，連妹妹女兒的同學的妹妹（好啦，就是一個兩歲的小女生）都跟我玩到睜著水汪汪的大眼，不捨地問：「妳要走了嗎？那妳還會再來嗎？」

對我來說，工作、生活雖然疲累，但只要一看到小孩兒，我就眼睛發亮。小孩兒玩的遊戲固然有些幼稚、無趣，但只要看到他們的歡笑，我自然也滿心喜悅。

我好享受著與孩子在一起的時光，但偏偏到目前為止，那個我最想、最想陪他（她）玩、聽他（她）講童言童語、逗弄他（她）開心的孩子，一直還沒來到我的肚子中。

不過，看到一些可愛的衣服、玩具時，若是價格實惠，我常常還是會忍不住買下，因為「反正如果自己用不到，身邊的親朋好友生孩子了，還是可以當禮物送人」。但天知道（其實我也知道），那些我買來不是想要當禮物的！

還要繼續留著這些嗎？

我還不至於早早就把嬰兒房布置好，因為我很務實，房子不夠大，沒必要先空著一個房間等孩子。但是，懷孕時，該怎麼吃才營養；生產時，要找哪個醫師；該剖腹產，還是自然生；坐月子要在月子中心，或是找月嫂到家裡幫忙坐月子；彌月禮要送什麼；要請滿月酒，或是雙滿月酒；嬰兒房要有哪些家具、擺飾……這些問題，其實我一直偷偷在留意訊息、思考答案。

我不知道自己蒐集的這些資訊，何時能派上用場，但是我覺得先備著也沒有什麼不好，所以在逛街時，如果服飾店裡有兩件衣服我都很喜歡，但一件合腰、一件寬鬆，我會優先選購寬鬆的，因為「若是懷孕也還可以穿」，划算囉。只是到目前為止，我還有兩件這樣的衣服未曾穿過，因為實在太像孕婦裝了。

我有個怪癖，喜歡把各種保養品的ＤＭ資料蒐集起來，因為那些ＤＭ會把產品說得好像是不世出的珍品一樣：撫平皺紋的，只要一個月就能讓妳跟皺紋說bye-bye；去斑的，經實驗證實，百分之八十的人都說有效；乾燥的肌膚，這瓶可幫妳鎖水保濕一整天；緊縮毛孔的，用了保證皮膚從粗梨變得像上了蠟的蘋果……這些讓保養品不用擦，光用看的——看那些廣告，就使我覺得肌膚充滿了光亮，人生充滿了希望！

而我所買的這些衣服、這些親子教養書、這些小朋友的衣物和玩具，有讓我感覺人生充滿了希望嗎？我真希望有，但可惜它們只提醒了我一個不堪的事實：這些東西還要繼續留著嗎？還是我該選擇把它們送人，以免浪費？

人生，就是不斷地選擇

人生就是不斷地選擇，選擇要這樣、選擇不要那樣。

有些選擇，每天都在做（「今天穿什麼？」「等等吃什麼？」）；有些選擇，一生只會做幾次（「要交這個男朋友嗎？」「要換工作嗎？」）；有些選擇，選錯了也無所謂，大不了明天再做別的選擇（「這家餐廳好難吃，以後不來了。」）；有些選擇則必須謹慎以對（「真後悔，早知道就不換工作了！」）。

所以，要做出選擇有時其實是種壓力，但是，我的先生多希望能夠有這種壓力啊：該讓孩子上哪家幼稚園？要讓孩子學芭蕾還是體操？孩子做這個行為，該不該處罰他？孩子想買手機，要答應他嗎？孩子想交男（女）朋友了，可以嗎？……

每一個選擇都可能會對孩子、對親子關係有不同的影響，處理得不好，甚至可能會讓親子之間陷入冷戰。但是，我的先生樂於面對這種壓力，他甚至期望擁抱這種壓力！

他說：「我曾經叛逆到離家出走過，我也曾經挫敗到覺得無顏見江東父老過，所以，我覺得我有好多失敗與成功的經驗可以跟孩子分享。我覺得我會是一個不溺愛孩子、又受孩子喜愛的好爸爸。」

我知道他說的都是真的，我也認為他會是一個開明的好父親，但這世界多麼特別，有人處理這些壓力的表現很糟，壓力卻接踵而來；有人在這方面其實可以做個英雄，卻毫無用武之地。

忍不住想：假如我們有了孩子……

有孩子的朋友紛紛勸慰，「傻瓜，你們這樣才好哩，不用像我被兒子氣得半死！」「我是生了沒辦法。如果重來一次，我還不一定想生，太煩人了！」

就連打定主意一輩子不生小孩的好朋友也加入勸誡的行列，「我們家幾個兄弟姊妹，只有我是來報恩，其他都是來向我爸媽討債的，所以你送我一億叫我生，我都不生哩。你們既然上輩子沒欠債，就這樣自由自在的，有什麼不好？」

朋友說的確實也是，我們的兩人世界，想看晚場電影，就看晚場電影，不用擔心太晚了，孩子會沒人照顧；愛去哪裡旅遊，就去哪裡旅遊，不用煩惱孩子開學了，得向老師請假，還會耽誤功課……這樣的生活的確沒什麼不好，只除了——

在你一天的某些時刻，不會有一位小天使玩累了，雙手攬著你的脖子、臉龐貼在你肩上、展現出對你完完全全的信任；在你辛苦工作一天後，打開家門，沒有一個甜滋滋的聲音邊大聲喚你、邊跑過來黏答答地膩在你懷中；在你感冒時，沒有一雙小手輕輕摸摸你的額頭，問問你：「好些了嗎？」讓你驚喜生命的成熟……

那滋味兒的不同，猶如加了糖精的水之於濃濃蜜香，五彩的粉筆之於十二色顏料的繽紛，人造化纖之於喀什米爾毛料的柔軟暖觸，是這樣的不同吧？沒有孩子與有了孩子的生活，是這樣不同的色香味吧？

那些親子教養書、兒童的衣物和玩具，我該選擇將它們留下備用？還是該選擇把它們送人，以免浪費？

選擇，從來不是一件容易的事。

怎麼有人可以狠心虐待孩子?!

為何這麼可愛的小天使，要被送到一點都不愛他們的人手中？

你一笑，我也跟著笑了

我的姪子是我長大成人後，接觸的第一個小孩兒。那時，我在台視上班，每天的工作時間長、密度高，壓力十分大。不過，只要下班後就是我的快樂時間，因為我有小姪子可以玩，雖然他才剛出生沒多久，不會講話，有時手舞足蹈，有時哇哇大哭。

他的一舉一動、一顰一笑，對我們大人來說都是有意義的，不管那代表他餓了要吃奶、尿布濕了要換尿布，或是他很享受我們的逗弄，總之，他的任何行為、表情，我們都能賦予一些解釋，進而思考怎麼做可以讓他更舒服、更開心。

換句話說，我們是為他服務的；而所賺取到的服務費，就是我們的喜悅。

後來，妹妹的小孩兒也出生了。

彼時，我已經離開第一線的新聞採訪工作，先生也投身政壇。

生產時，妹妹與孩子都受了很大的苦，孩子只有一千多公克，必須在加護病房住保溫箱，接受特別的醫療照顧，妹妹也得進行另外的手術。

好不容易，小娃兒出了保溫箱，可以回家了，但妹妹的手術治療還沒完成，所以，那段時間是由我與一位真誠、善良的憶萍姊共同協助照顧小寶貝。

憶萍姊的孩子已經大了，是個有經驗的媽媽，我則是新手上路，邊做邊學。由於憶萍姊還得幫忙操持家務，所以白天時，多半是我在照顧小寶寶，但若有任何問題，由於憶萍姊就在旁邊，因此我內心並不會覺得太緊張。

但是到了晚上，問題可就來了，半夜裡，小寶寶是得喝奶的，心軟的憶萍姊雖然白天忙累，還是願意與我每隔一天，輪流半夜起床餵小寶寶喝奶。

我真的很感謝憶萍姊，因為若不是她，我就得每天半夜都睡眼矇矓、迷迷糊糊地起床、泡奶、抱起小寶寶、把奶瓶塞到她嘴裡……在睡意濃烈時做這些事已經夠辛苦了，偏偏這位小傢伙是又想吃又愛睡，每每沒吃幾口就睡著了，奶嘴還塞在嘴巴裡呢！我拍拍她的臉、搔搔她癢、捏捏她的小手和小腳，想盡各種自以為溫柔的方法把她叫醒，讓她再喝幾口奶——一百C.C.的奶往往得喝上大半個鐘頭才能喝完。

好不容易喝完奶，她小姐當然繼續呼呼大睡，但我還不能睡，因為我得幫她拍打嗝，可是，不知是我拍得不好，還是她真的很不容易打嗝，常常我拍到手都瘦了，她的那泡泡就還是不吐出來，已經拍了快半個鐘頭了啊！

半夜時的我，又疲又睏，而且感覺壓力好大，因為不知道到底應該怎麼做才好：她喝到睡著了，是代表她不餓了嗎？至少是睡意大過餓意了吧？那我還要把她弄醒，給她喝奶嗎？

一瓶牛奶喝了這麼久，喝到都涼了，我可以讓她喝涼的牛奶嗎？還是該加點熱水進去？（但這樣她就得喝更多、喝更久了啊！）還是，我該再把牛奶隔水加熱嗎？（但這樣還得等牛奶熱，就得拖更久的時間了啊！）

喝了半天，才喝了五十C.C.，算了，就幫她拍打嗝吧。但她這樣會不會營養不夠，或是一會兒又餓了啊？

這麼小的baby，一般是四個鐘頭喝一次奶，但她喝一次奶就花了一個小時，那下次的餵奶時間應該是三個鐘頭，還是四個鐘頭以後啊？

雖然我因為想睡覺而昏昏沉沉的，這些問題還是很清楚地出現在我的腦中，只是我怎麼樣也無法判斷出正確的答案到底是什麼。

我不解，我憤怒！

這樣帶孩子的日子過得既勞累又不大有成就感，然而，只要孩子的嘴角肌肉一往上牽動，我的嘴角也立刻跟著失守，覺得彷彿看見了天堂（雖然下一秒可能就會希望她「拜託趕緊把奶喝完」），更何況也沒什麼好怨的，我們不也是父母這樣一點一滴辛苦餵大的嗎？

所以，怎麼會有人可以狠下心來虐待嬰童啊?!

拍不出嗝來，用口巾悶住孩子的鼻子，孩子就會打嗝？為了打電玩遊戲，嫌孩子吵，把孩子摔到鼻青臉腫，孩子就不會鬧了？看到孩子哭覺得很煩，把孩子毒打一頓，孩子就不會哭了？這些人怎麼會覺得孩子哭鬧時用打的，會比找出他的需要安撫他好用？他們怎麼不會感覺，孩子其實是忙亂生活的百憂解，沒有什麼會比孩子無邪的笑容更好看、更好玩！

儘管明白那些人可能本就屬於只自私地顧著自己眼前快樂、情緒控管不佳、像個活火山似的人，但看到新聞報導的描述，還是很難想像怎麼會有如此喪心病狂的人，竟對小嬰童下得了那些毒手！那些人當初幹麼生小孩?!幹麼當保母?!

這些憤怒與不解，我相信許多人都有，但我還有的憤怒和不解是：這個社會為何「有」的人「有」這麼「多」，「沒有」的人就是「一點都沒有」。

有錢人可以有錢到十輩子也花不完，沒錢人連吃上一口溫飽都是奢求；有孩子的人可以有四個、五個、六個，沒有孩子的人連一個也沒有；對孩子有愛的人可以愛到願意犧牲自己的生命，對孩子沒有愛的人，則是可以把孩子凌虐至死……

「有」的人未必需要那麼多，或是有了也會不珍惜，「沒有」的人儘管再怎麼需要、或是再怎麼適合「有」，卻怎樣就是沒有！

一個蘿蔔一個坑不好嗎？為何這麼可愛的小天使，要被送到一點都不愛他們的人手中？為何有人滿心引頸地期盼小天使的到來，卻看到那些小天使在別人家中輕易被折翼？為什麼？

我了解這些事情沒有答案，但仍忍不住想要至少有個說法。

但我也知道，這說法比我要懷孕更不可得。**我們渺小的人類豈能得知造物主的心意？就像我們豈能跟一隻小螞蟻說明我們如何與為何造飛機，在天上飛。**

那，就只能臣服吧?!

臣服於神，臣服於天，臣服於深深的疑惑，與沒有答案的答案。

瘀青的印記意義

我想懷孕的心，是否比不上怕痛的小膽子來得大？

身體太寒

我的體質從小虛寒，秋天一到，就「哈啾哈啾」地鼻水流個不停；冬天到時，更是穿厚衣穿到被朋友取笑「乾脆直接裹床棉被在身上算了」。

雖然這些情況造成生活的些許不便，但我從來都不了解、也不在意手腳冰冷、血液循環不好會怎樣，每天馬照跑、舞照跳，工作照做、日子照過，就是身體沒有想到要顧。

直到我開始看中醫，每個中醫都說我身體太寒，有一位更直指我因為血液循環不好，造成腹腔、骨盆腔的血流不夠而營養不足，因此我的子宮內膜太薄，養不了胎。我這才知道，原來血液循環這麼重要。

水果、蘿蔔……好多不能吃

好吧，吃藥是一定需要的，但同時中醫還說，其實「不吃什麼」也很重要：不能吃冰，不能吃性質寒涼的食物，例如白菜、竹筍、白蘿蔔、柚子、柑橘與各種瓜類。

媽媽咪呀！難怪我的身體會寒吧。冰棒、冰淇淋，我一次可以吃雙份。最愛的菜色之一就是「涼拌白菜心」，每有必點，還一個人可以吃掉大半盤，而那不但是白菜，還是生冷的白菜哩！

還有白蘿蔔，我也超愛啊！煮了湯的「大根」，我一次可以吃「一大根」。另外像竹筍，無論煮湯或涼拌都清香鮮甜。至於柚子、柑橘和各種瓜類，我更是秉持著「多吃水果，好處多多」的說法，柳丁、橘子，一次可以吃四個；清甜的小玉黃西瓜，可以直接抱著一半，拿湯匙挖著吃；木瓜則是一口接一口地就把整個都吃光了……這樣子吃法，體質要不寒，除非有神光護體吧？

我的媽媽與祖母都過世得早，所以雖然我曾經聽外婆講過一些老人家關於「養生護身」的智慧，但少有機會被叮囑，所以過去真是不知道，原來吃這麼多「寒食」，會把自己弄得手腳冰冷。甚至，不懂事的我，有一陣子還特別喜歡以冷水洗頭，洗了一年多，直到被爸爸發現了制止，我也感覺到頭痛才停止。

好吧，以前沒人教，不懂；現在聽中醫說了，懂了，那就只好乖乖照做了。於是，別說白菜、竹筍、白蘿蔔、柚子、柑橘、瓜類、冰淇淋等一干食物，我都不碰了，就連喝水，我也都盡量只喝溫熱的水。

我自然得犧牲一些喜好，但同時，連我的朋友都變得很可憐。

有一次，好友要我到她家中吃飯聊天。她說：「妳快來，我燉了鍋鳳梨苦瓜雞湯，好好喝。」

我說：「苦瓜雞湯？我不能喝耶！」

她又說：「那妳來吃我的紅燒牛肉，我切了一堆白蘿蔔和胡蘿蔔下去燒的，燒得好甜、好入味……」

她話還沒有講完，我就說：「白蘿蔔？那也不行耶。」

她真是位個性好的好朋友，聽我這樣講，也不生氣，還說：「那我去買我們家隔壁很有名的酸菜白肉火鍋回來吃？」

可惜，我還是只能說：「嗯，有白菜，也不行耶。」

弄到我都受不了自己了，乾脆跟她說：「好啦，妳不要管我，我吃飽了再去。」

雖然如此自我克制，但我依然「冷若冰霜」，所以每次聚餐時，遇到一些朋友不以為然地說：「哎喲，妳顧慮太多了。吃得開心也很重要啊！」

我嘴上笑笑地講：「不行啦，我這樣吃都這麼寒了，如果再不忌口，那不是更慘？」心裡則是惡狠狠地在想：「不要再叫我吃啦！我好不容易才做到了。你們以為我不想吃嗎？等老娘我懷孕生子後，一定用力把這些東西吃回來給你們看！」

針灸到瘀青

應該就是因為血液循環不好，所以我從很年輕時就發現，好像稍有碰撞，我的皮膚就會瘀青。更誇張的是，有時看到那些青色的膚下斑痕時，我還會疑惑地自問：這兒有撞到什麼嗎？怎麼我都沒感覺到痛呢！

但是現在再看到瘀青，我一點都不會懷疑是怎麼來的，那是一次又一次去看中醫做針灸，灸針與我的皮膚相遇的故事印記——

灸針：哈囉，妳好嗎？

皮膚：還好吧。

灸針：我想親吻妳，可以嗎？

皮膚：我能夠說不可以嗎？

灸針：我會很溫柔的……

皮膚：Ouch！好痛！

就這樣，灸針在我的皮膚上留下了一個又一個青藍色的吻痕。

灸針：妳難道都只有痛，而沒有任何與我來電的感覺嗎？

皮膚：喔有的，喔，有的。

那是一次在吳明珠醫師那兒，她扎我的三陰交穴位，針才一下，我的腳立刻像有電流通過似地輕顫，那樣的「來電」，雖非刻骨，卻也銘心。

那麼粗的針，要刺我的脖子?!

但那還不是最刺激的。

最強烈的一次「來電」感，是到朋友介紹的、專門做針灸的董醫師處。

針灸嘛，針不都細細的？雖說細針不代表就比較不痛，但當我看到董醫師拿出的針，竟然像是要穿縫三件超厚牛仔褲布料的針那麼粗時，我還是嚇了一大跳。

而更讓我吃驚的是，以往我的求醫針灸記，肚子、大腿、小腿、雙臂、手掌、背部、臀部，甚至頭部，都被針扎過，但這回，董醫師要扎的竟然是我的脖子！我的脖子！我的脖子耶！（太驚嚇了，所以要說三次。）

而且，是拿那麼粗的針?!

雖然知道他是為我好，但我還是很不能接受地問他，「一定要這樣扎嗎？有必要搞到這樣嗎？」

醫師看著我，溫和但堅定地點點頭，「妳會來，不就是因為別人扎了有效，介紹妳來的嗎？」

我能說什麼？只有把頭轉向另一邊，眼一閉，牙一咬，讓他施展專業。

我的天啊！雖說醫師從下針到手離針，不過才三秒，但在那三秒鐘之中，針脖子的感覺，真是太、恐、怖、了！

我一動也不敢動，等著醫師接下來針手臂，我想，這個部位就能接受多了。這念頭才剛閃過，董醫師已經不囉嗦地幫我下針了。啊我的天天天啊！我觸電電電了啊！那電流通過的感覺是如此強烈，讓我霎時明白什麼叫做觸電，而且、而且還會發痠?!

我簡直要哭出來了，但偏偏還有根「芒針在脖」讓我絲毫不敢動，只能哭喪著臉、僵著嘴，小心地問：「怎麼這麼可怕？」

任誰都聽得出語氣裡濃濃的懼怕與埋怨，但董醫師既不生氣，也沒有抱歉，只平靜地說：「是啊，我還特別捻了一下針，所以妳會特別有感覺。」

沒錯，他在捻針時，我就感覺一陣痠麻，痠麻到我真想說：「董醫師，我是很心急沒錯，但是也沒有到『那麼』心急，所以我們可以不要一次下那麼猛的針嗎？」

而且他要求讓針在穴位停留三十分鐘以上——若是其他地方也就算了，但在脖子上？脖子上插根針，必須文風不動地待上半個鐘頭，實在讓我忐忑不安啊！

我知道，我是俗辣！或是，我很誠實且殘酷地自我檢查：我想懷孕的心，是否比不上怕痛的小膽子來得大？

要承認這點，真的很尷尬，也很難堪，但是，不管我願不願意，都必須承認這就是事實。

儘管承認這點，跟我無法懷孕生子一樣令我難受。

幹細胞與胎盤

嘗試還是好的吧？至少之後，若聽到有人因此而成功了，我不會自責、懊惱「當時怎麼不再試一次」吧？

喝符水？我在想什麼啊！

說我膽子小又意志力薄弱，我不會否認，但是我的某些行徑，在一些朋友看來又覺得：「妳膽子也太大了吧？」「妳瘋了嗎？」「妳不怕嗎？」

其中之一就是「喝符水」。

是，你沒看錯，我，一個知識分子，喝符水。當時實在是為了能懷孕，什麼都好。現在回頭看……我那時在想什麼啊！

注射幹細胞，有效果嗎？

如果你覺得那實在是太落後、不科學的瘋狂求子行為，我也有太先進、講科學的瘋狂求子行為。

其中之一就是「注射幹細胞」。

有位企業家朋友告訴我，他的手痛痼疾是利用幹細胞治療好的，他說，原理就是幹細胞會幫忙修補細胞，使細胞回春。

「回春！」聽到這兩個字，我就像聽到救星一樣。因為每個醫師在聽到我的年齡後，都眉頭一皺，感覺案情並不單純啊。

「不過，台灣沒有得注射，並且注射一次少則幾十萬，多則可能上百萬哩！」

哇！這下換我眉頭一皺了，這麼貴？尤其還要到國外，再加上機票、食宿，要花的錢不是更多了。而且，我聽說許多是用自體幹細胞培養，所以是無法今天去、明天回的，至少得在當地待上好一段時間，或者得去兩次，一次抽取細胞、一次注射培養好的細胞。

如此花錢又耗時，我該去嗎？

問了兩位醫師朋友，兩人都勸我三思。

一個說：「幹細胞既然是萬能細胞，萬一妳身上有癌細胞，有沒有可能反而助長癌細胞變強呢？」

另一個說：「自體幹細胞培養，聽起來好像比較安全，但妳的幹細胞應該也會隨著年齡增長而變老吧，那這樣培養出來的幹細胞，還能有多少效果？」

朋友的提醒很有道理，但我還能怎麼辦呢？

就在我徬徨不定時，有朋友說他認識一個國外醫師，不用飛太遠，注射的是非自體幹細胞，而且收費沒有我之前聽說的那麼貴。

雖然沒有那麼貴，但還是很不便宜，加上用的是別人的幹細胞，那幹細胞會是從哪兒來的呢？我之前找資料時，曾經聽說有些是用胚胎幹細胞，那麼，那些胚胎又是怎麼來的？（……被墮的胎兒嗎？不要吧！）而且，怎麼知道那些胚胎是否健康呢？……

我實在有太多疑問了，而朋友很熱心，把我的這些疑惑都轉問醫師，得到醫師的回答：他們不用墮胎的胚胎，用的是美國最早研究幹細胞時，培養出的幹細胞。

美國最早培養出的幹細胞？那不會太老嗎？

「不會啦，又不是我們人在外頭風吹、日晒加雨淋，都是被當寶，妥善地保存在實驗室裡。」朋友說。

但如果用的不是墮胎的胚胎，請問美國最早被拿來研究的幹細胞又是從哪兒來的呢？

「醫師很坦白地說他們不知道，因為他們所擁有的幹細胞，其實是美國食品藥物管理單位的官員，從美國最早的幹細胞實驗室偷偷取得的。」

呵，官商勾結就是了？

「不要這樣講嘛，他們說，那是因為之前小布希總統上台後，對幹細胞研究採取比較負面與管制的看法，所以有研究人員擔心會不會阻礙研究發展，而寧願讓更多人擁有研究的可能性。」朋友回答得頭頭是道，不過，他能回答我，可見得他也問過類似的問題。只是，「讓更多人擁有研究的可能性」與「已直接做『商業』運用」，聽起來好像還是有點不同吧。

不過，我既非司法人員，也沒心思管那麼多，他們那樣說就那樣說吧，我最關心的還是能不能「回春」。

「好吧，」牙一咬（因為想到費用），心一鐵（因為想到年紀），「那就做吧！」

錢，有可能白花……

其實，比我想像中的簡單。醫師坐定後，便問我何時做過健檢、身體有無異狀，還有為什麼會想來注射。

我簡潔地說：「為了懷孕。」

「為了懷孕」，他在單子上寫下緣由，接著很誠懇地告訴我，「注射幹細胞是會幫助人體回春，但是正因為幹細胞太萬能了，所以我們無法控制它會在妳身體的哪個部位發揮作用，因為它自己會先去最弱、最需要補起來的地方修補，代換那兒的細胞。」

「所以？」

「所以，」醫師微微聳肩，「所以它也許能幫助妳懷孕，但也可能是在別的地方產生作用。」

咻……感覺一道冷空氣劃過……換句話說，如果我全身上下有比子宮、卵巢還弱的地方，這筆錢就是白花了？那我是錢多嗎？

我沒作聲，陪我來的朋友也顯得有些尷尬。

一陣沉默之後，我想：好吧，來都來了，那就還是做看看吧。做了，不一定會成；但是不做，是一定不會成的啊！

醫師取來了幹細胞，以像打點滴的方式為我注射，然後說：「大概二十分鐘左右會注射完畢。妳回家後，仔細感覺一下身體有沒有哪些轉變。有些人馬上就感到早上起床時，精神變好了，不過，也有可能妳這兩天反而會先覺得特別累、特別想睡，覺也睡得特別沉。」

繳了費用，我覺得自己真是煥然一新——至少確實感覺到皮夾空蕩蕩的，跟新的一樣啊！

打對折，再一次

回到家，一天、兩天、三天過去了，我照樣吃、照樣睡。精神變好？沒有耶，起床後還是覺得沒睡夠。特別累？也不至於，原本就淺眠多夢的我，仍然沒有變成一躺上床就可以呼呼大睡的人。

過了幾天，醫師助理來電關心我的狀況，我說：「唔，老樣子吧。」

助理小姐想必聽出了我「老樣子」的一語雙關，溫柔地說：「不會啦，妳過一陣子再感覺看看，因為細胞修補也需要時間的。」

好吧，錢花了，也注射了，確實也只能等了。

只不過，一個月、兩個月、三個月、半年、八個月、十個月……過去了，我絲毫沒有感覺身體有何不同。

「是喔？」醫師聽了我的說法，竟然做出了這樣的建議，「那這樣吧，妳再做一次，這次我給妳打對折，因為我真的也很希望能夠幫到妳。妳再試一次看看吧？」

給我半價？這聽起來很吸引人，但其實也還是一大筆錢。而且如果上次我什麼感覺都沒有，這次怎能保證會有作用？

「我的確不能保證，」醫師聽起來還是非常誠懇，「但是理論上，以及我們之前的實務經驗，這應該是能夠有幫助的，所以我真的希望妳不要放棄，再給我們一次機會，也給妳自己一個機會！」

醫師說得情真意切，我則陷入了天人交戰。

當初告訴我這消息的朋友知道了，說：「這樣吧，錢我幫妳出一半，等於妳只要出四分之一，這樣就算真的沒有效，妳也不會損失那麼多。」

開什麼玩笑，怎麼可能讓朋友出錢。

「這哪有什麼，若妳真的成功了，就當是我包的賀禮，妳請滿月酒時，我不再包禮就是啦。」

「別鬧了，萬一我沒成功，想到妳還出了錢，我才更難過呢。」

一路走來，真的感謝有好多好多朋友關心，但我何德何能，獲得如此多的幫助。

好吧！再拚也就這次了。上回的藥物既已作用在別處（雖然我並不知道是哪裡），這次，總該對我的子宮、卵巢發揮效用了吧。我心一橫，決定：那就做吧！

結果，你我都已然知道。

但是，嘗試還是好的吧？

至少之後，若聽到有人因此而成功了，我不會自責、懊惱「當時怎麼不再試一次」吧？

雖然失敗，至少我努力過了。

那就給自己一個微笑吧：）！

我的先生

我的眼淚嘩地一下流出來，那是「有人懂」的淚水，那是「被疼惜」的淚水。

先生的願望

我的先生，選舉了三次。

第一次是二〇〇四年，那時台北市的立委選區分為南、北兩區，一區選出十席，我先生以北市南區第二高票當選立法委員。

立委報到那天，立法院準備了紅毯讓新科立委踏進立法院。我和先生手挽著手，一起走在紅毯上。

這紅毯，是我們十分辛苦才能步上的，相對來說，我們結婚典禮的紅毯走來就容易多了。決定結婚前，他見過我爸爸，我見過他父母，然後他來提親，同時我們兩人決定，不但略去訂婚，連禮餅都省了。

省禮餅無關省錢，而是我嫌麻煩，可看在某些家族長輩的眼裡卻覺得：沒有聘禮可以理解（已經是現代社會了啊），但，「連餅都沒有？妳那麼容易就被娶走喔？」

他娶我，真的也算滿容易的吧。雖然他自己覺得追我的過程有些曲折，但論到結婚，雙方家人都贊成，也沒有前男友跳出來喊「反對」。

只是，娶了我之後，我每天依舊忙於工作，極少洗手做羹湯，有段時間長期上晚班，他還得每天晚上十二點到公司接我下班。對於這樣一個「非典型、非傳統」妻子，他不曾抱怨過，只怨我對我自己不夠好。

他曾說：太疲累就把工作辭了，他養我；壓力大，就出國去好朋友家住上兩個月，他陪我。這些我認為現實中難以去做的，他都覺得「有什麼比讓妳身體健康、心情輕鬆還重要的」，排定了優先順序，就鐵下心去做，哪有什麼窒礙難行。

沒錯，在他心中，我們倆「擁有個孩子」，比我們倆「擁有多少財富、名聲」都來得重要。

這曾經讓我感到極度震撼！

不是男生的事業心都比較重嗎？

不是明明應該是我比較愛小孩嗎？

我是看到孩子就忍不住想去逗弄，他則是不太知道怎麼親近孩子，這樣的人說，擁有孩子是他首要的願望？

要繼續往前？還是轉身離開？

二〇〇八年，他第二次選舉。遊戲規則從大選區的複數當選制，改為小選區的唯一當選制，選區也重新劃分。

他被徵召派到艱困的選區去做刺客，我心中不捨且不願，但也無可奈何。

其實，早在他第一次決定投身選舉時，我曾表態反對，因為從政為人抬轎是一回事，自己坐上轎子又是另外一回事，不能等閒視之。

何況我知道打選戰極其辛苦，還不能保證一定成功，由於採訪的緣故，我看過許多候選人很優秀、卻沒當選的例子，深深感覺在選舉中，很多事情、很多時候根本不是操之在己。

如果選舉無法完全操之在己，反而有很大一部分是操之在別人，那麼，至少我們去「算一算」吧？算算看我們投資巨大的心力和時間、甚至金錢去選，值不值得，又是否會成功。

好友介紹了一位卜卦老師，因為她的朋友才剛去找那個老師卜卦，說準得不得了。急性子的我，趕忙上門去卜了一卦，問題也直截了當：「我先生去選，會不會當選呢？」但卜出來的答案令我傻眼，因為既不是「會」，也不是「不會」，而是「妳先生根本就沒有去選」。

我聽不懂，什麼叫做「沒有去選」？

卜卦老師說：「就是到了九月、十月時，妳先生也許是被人搓掉，也許是自己覺得沒意思了，反正就是會因為某個原因而棄選，沒有參加選舉。」

那前面的努力不都是在白幹活？與其後面放棄，不如前面就先斷念吧？

我回去跟老公說，他聽了，「喔」一聲，沒再多說什麼。

這是什麼意思？我追問：「那你還是想選嗎？」他既沒說「會」，也沒說「不會」，而是說：「我知道，我會考慮。」

事情不清不楚地卡在那兒。是要往前進？還是要轉身離開？我覺得總要有個答案。

於是，透過另一個好朋友介紹，我又去找了一位命理老師。

這位老師曾經準確地預測過某人會在一場辛苦的選戰中脫穎而出，順利當選。他還預言我這朋友會買下一家飯店做生意，當時她聽了覺得是天方夜譚，因為飯店業從來就與她無關，聽完後也毫不在意地忘了，直到半年後，她莫名其妙地真的投資、經營起飯店，才猛然想起這位老師的預言。

聽起來好像真的很厲害啊！於是我拉了另外兩個友人，跟著她一起上門。

兩位朋友跟命理老師談完，都紛紛讚：「準！」其中一人還說：「老師不但知道我有雙胞胎，連孩子的名字裡有什麼字都說出來了！」

這麼神？

輪到我了，我敘明來意，命理老師開口便直言：「妳先生會高票落選。」同時寫下了一組數字，說那就是得票數。

我看著數字，卻覺得，「這像是篤定當選的高票數耶！」

老師搖搖頭說：「選舉我不懂。」

他接著提到，上次有位女士來問自己會不會當選，他寫下一個票數說會，對方看著一千多的數字說那麼少的票，怎麼可能當選，老師同樣是雙手一攤，表示不知。結果後來她因為婦女保障名額而當選了。

「經過幾次類似的情況後，」老師繼續講：「我只能說『預測』選舉，我應該是專家了。」

背水一戰

一個專家說會半途而廢；一個專家說就算堅持到最後，也還是會失敗。那何苦要辛苦走這麼一遭呢？

於是，我試圖以此勸阻老公，「那就別選了吧？」

他還是只說「知道了」，然後繼續做他的事。

後來他告訴我，自己不是盲目做決定的人，他認為以大選區的複數當選制，新人是有出頭機會的，所以無論我問的結果是什麼，他都還是覺得應該試試看。但這第二次被徵召去當刺客參選，他也心想：「刺客嘛，不就是『不成功，便成仁』，只是成功的希望渺茫，成仁的機會倒大些。」

即便有這樣的理解，他還是決定接受徵召，背水一戰。我反對無效，只能接受，並且進一步地投入協助。

沒料想到的是，在我們忐忑打選戰的過程中，反而有不只一位大師這麼對我們說：「放心，會當選。」

怎麼可能？那個選區超艱困啊！但結果，大家也知道了，他真的順利當選了。

怎麼辦？魚與熊掌，我都想要！

所以還是有準的大師！那他們應該也能準確地告訴我，是否能懷孕生子吧？

其中一位大師的回答十分激勵人心，「有，而且這兩年就有好幾個月份都有可能喔。」接著他詳細地指點我：在家中的哪兒要放隻公雞、哪兒要放個石頭，讓風水協助「好孕到」。

我感到希望就在眼前！

老公回到家，看到屋裡的擺設變得不太一樣，但沒多說什麼。他有個優點是只要不踩到他的地雷區，其他一切好說，或者應該說，他根本不會多講些什麼。

一如往常，他脫掉西裝外套，換上輕便家居服，坐到沙發上，打開電視看著體育頻道。他酷愛體育。看新聞是他的工作必需，看體育是他的生活必要。

他說過，如果可以選擇，他想生女孩兒，因為女孩兒會撒嬌、又貼心；如果是男生，也很棒，因為他可以陪孩子玩球，帶他去看各種球賽。

這時，他一派自然地問我，「要不要在立法院休會期間，一起出國度個假？」而地點由我選。

出國玩當然好，但他忙，我也忙……正猶豫時，我望著他，突然想到：這個處女座的男人啊，有時不敏世事到讓人恨得牙癢癢的，有時卻又可以心細到讓我感激、甚至心疼哪！

這位先生雖然基本上是戀家的，但骨子裡是個驛馬星極強的人，說出門就出門，最不喜歡拖拖拉拉，尤其是出國，他恨不得凡是地圖上標得出來的國家，都能立馬出發走過一遍。雖然他沒有多喜歡讀萬卷書，卻百分之百地喜歡行萬里路。

而我這個天秤，就是會考慮東、考慮西：那兒天氣會太熱（或太凍）嗎？花費會不會太貴呢？當我想「方便」時，會不會很難「方便」啊？工作恐怕會請太多天假吧？……東想西算下來，有時，老公只得一個人踏上「征途」。但他曾說，他喜歡旅行時有我在身邊，因為他喜歡與我分享。

可是，這次他提議出國度假，我知道不是為了滿足他探索世界的好奇心，也不是希望美景當前時，有人能分享。他期盼的，是我們倆能夠放下各自的壓力與責任，在國外輕鬆地過幾天兩人生活，看能不能進而組成三人家庭。不過，應該是因為不想讓我感覺到壓力，所以他看似問得隨意，實則藏著盼望。

我看著他的臉，雖然一天工作過後，讓他看來有些疲態，但是，他一直知道自己想要什麼、想做什麼。他是知名的立委，但卸下工作、回到家庭，他也不過就是個有時會被老婆碎念或有時也會叨念老婆的尋常老公。我碎念他的很多很多，他叨念我的也不算少，但無論如何，我不曾念過他錢賺得多或少，他也不曾念過我能否讓他無後顧之憂——那「無後顧之憂」，除了我是否把自己照顧好之外，還包括他想要回家時有孩子的嬌聲笑語。

我聽過好些夫妻因為生不出孩子而結怨的故事，甚至有些故事裡頭，還有婆婆加進來一起讓場景更「熱鬧」、讓對白更「豐富」、讓情節更「充滿張力」。還好，我們一直以感性面對彼此，用理性面對問題。

現在的問題是，我有沒有就算丟了工作、也要一搏的決心？這樣的出國，不是愛什麼時候去、就什麼時候去，因為有生理週期的問題。再翻翻行事曆，這兩、三個月可能的好時機，都剛好已有工作安排。

我該怎麼取捨？

原來，懷孕一直都是取捨的問題。

精子被自己的體力與泳技取捨；卵子被自己是否夠渾圓碩大，以及是否有精子夠勇猛而取捨；受精卵則被著床處是否夠柔軟、舒適而取捨。

工作，孩子——我要取捨哪一樣？

工作，孩子——要取捨哪一樣？這個問題，我老公曾經被問過，當時他是毫無猶疑地回答「當然要孩子」，就算因此而無法選上立委也在所不惜。

但是，我沒有斷然取捨的勇氣。對我來說，魚與熊掌，我都想要啊！

真的就要這樣放棄了嗎？

一次又一次地，我知道肉體上受苦的是我，但心理上，老公可能比我更苦，因為在這樣一齣苦情戲中，他必須隱藏自己一次又一次的失望感受，以保護妻子的感受；他必須在我有各種情緒時，平穩地包覆我，讓我能夠靠在他的肩頭上舔傷，哪怕他也疲累、甚或他也淌血。

在我做過的十次人工受孕與試管嬰兒療程中，曾經有三次的取卵是沒有施打任何麻醉劑的，醫師的理由是，他認為自己的技術好到可以把取卵的疼痛降低到可忍受的範圍內，更何況，麻醉劑對身體總是不太好。

為了想生孩子，那對身體不好的麻醉劑，我打了十次的全身麻醉哩！其中有三次是因為要拿掉巧克力囊腫以利懷孕，更多的則是由於要取卵。

我常常跟醫師開玩笑說：「既然都全身麻醉了，要不要哪些該整的地方，也順便幫我整一整啊？」醫師們仁術仁心，但是對於我的瘋言瘋語都懶得搭理，一旁的護理人員則不忘提醒我在手術當天要有親友陪同，因為麻醉過後，人會比較昏沉，需要有個人在旁照顧。

每一次，我都在恢復室內被大聲喚醒，睜開眼看著每家醫院都一樣的，冰冷、白亮的日光燈管與天花隔板，然後，在朋友的攙扶下坐車回家。

老公工作繁忙，那種麻醉劑一打便天地不知、醒來也不會痛的手術，就不用讓他跑來跑去了。但是，那三次的無麻醉取卵，我一定需要他在場，因為他是我的吉祥物，他知道我有多膽小。

手術室的厚重鋼門唰地滑開，老公陪著我走進去。

「姓名？出生年月日？」護理人員再次比對我的身分。一切準備就緒後，老公握著我的手，等待醫師到來。

醫師態度親切，頻頻安慰我，告訴我，他會很輕、很小心，所以不太會痛；就算會痛，一次也只有一、兩秒鐘，就是針穿入與穿出卵巢時的一下子而已。

我聽著醫師的話，告訴自己安心、深呼吸，但還是緊緊握著老公的手。

他一隻手握住我的手，另一隻手包在我的手上，我感覺到他的手厚重而溫暖，在冷氣開得超強的手術室中，這樣的溫暖，對我來說是絕對必要的。

「來，深呼吸，好，不要怕，不要動。」我盡量保持下體不動，但眉頭實在無法不動，因為一根針刺入肉裡頭，那會痛啊！

我霎時捏緊了老公的手，同時，一滴眼淚莫名滑下，可能是因為痛，也可能是因為……我不知道這樣的痛到底有沒有意義。

我沒有去擦淚滴，因為我正屏住呼吸不敢動，深怕一動讓針偏離，反而傷害到我寶貴的卵子。

我盡量把注意力放在老公的手、而非醫師的手，但那針出來時，我還是又痛得低吟了一聲。

取卵手術結束，老公陪我回到恢復室時，他平靜但堅定地說：「就算這次再不成功，也不要再做了！」

我的眼淚嘩地一下流出來，那是「有人懂」的淚水，那是「被疼惜」的淚水。

但，真的就要這樣放棄了嗎？

我的老公因為不想讓我再痛、再辛苦，而寧願不要孩子了，那我能夠為了讓老公有孩子，而寧願再努力、再拚拚看嗎？

嫉妒

難道這個星球上的人只分成兩種：會懷孕的，與不會懷孕的嗎？

心情，好複雜

我一直幻想著，當我懷孕成功了，不光是我欣喜若狂，一定也能夠讓許多不孕婦女開心地這麼想：「汪用和年紀這麼長、身體這麼差、壓力這麼大、條件這麼糟，她都能懷孕了，更何況是我！所以我一定能懷孕的啦！」

不過，這真的也只能是幻想，因為我沒有成功。

但，若我真成功了，真的就能因此帶給其他不孕婦女好心情嗎？再仔細想想，我覺得也未必見得。

因為至少我的心情是有階段性，甚至很複雜的。

投入越多，企盼越深

當我第一次求診於不孕症醫師時，對於「懷孕生子」這件事，其實還沒有「非要不可」的強烈渴望，只是覺得「既然該做，那就去做吧」。但隨著時間、金錢、心力投入得越來越多，企盼當然也越來越深。

在努力的過程中，自然而然地，會與周遭幾個也想懷孕的朋友們交換情報，像是：哪個健康食品，好像不錯？哪種調養方式，好像對身體有幫助？哪位中醫或西醫，好像滿厲害的？……

知道不是只有自己一個人在努力，在某種程度上來說，多少有助於消弭一些焦躁感，因為有人實實在在地明白妳正在經歷些什麼，甚至可以與妳一起嘗試，一起奮戰。

所以，我曾經和一位朋友一起，每天接受一位從澳洲而來的醫師拔罐、針灸，也曾與她一同遠赴上海求醫，並扛著一包包的湯藥回台。

我的小天使，到底在哪裡？

正因為自己努力多年，不得所求，因此，當聽到一個之前完全不想生小孩，年紀比我還大，而且喜歡小酌兩杯、常常半夜一點才睡的朋友，竟然才嘗試沒多久就順利懷孕時，我是很為她高興的。尤其因自己屢戰屢敗，所以深知那有多麼不容易，多麼值得開心。

同時，我也感到振奮：她的年紀比我大，而且我滴酒不沾呢，她都能懷孕了，我應該也沒問題吧。

朋友把孩子生下來了！

其實她懷的是雙胞胎，但其中一個在五個多月大時，突然夭折在腹中，可以想見，朋友當時的心理壓力有多大：想要引產，卻又不敢引產，因為怕那一引，把健康的那個也弄傷了；但是，又不敢不引產，因為也怕健康的寶寶與夭折的寶寶同時長期泡在羊水中，不知會不會發生什麼問題。

韌性超強的朋友後來決定不引產，然後在懷胎七個多月時早產，費盡千辛萬苦地生下孩子。

這樣的過程動人心魄，幸好，最後有個好的結局，也讓我更加認為「若有緣分，孩子怎麼樣都可以跟緊緊的」。所以，緣分最重要啊！

只是等啊等、等啊等的，我的緣分怎麼還沒有來呢？

這麼多的小天使，總有與我有緣分的吧？

好友蔡詩萍的女兒眼睛晶亮地對他說：「把拔，我是你的女兒是早就注定好的！」

那麼，是誰與我在前世立下「今生要從我腹中來到這個地球、見識這個世界」之約呢？

是誰呢？

有誰嗎？

羨慕啊！嫉妒啊！

雖然我的耐心比我的青春長很多，但是，再長的天涯也有走完的時候，再累的旅程也總有終了的時刻，而再多的耐心，也總有無可奈何的時候啊。

我像個在戰場上有著豪情壯志卻老打敗仗的士兵，從「屢敗屢戰」到終於發現──或是說不得不承認──自己其實是「屢戰屢敗」。而友軍偏偏紛紛傳出捷報，一下是這個意外懷孕了，一下是那個又做人成功了……難道這個星球上的人只分成兩種：會懷孕的，與不會懷孕的嗎？

我又羨、又妒（喔是的，我摸著良心說：是的，我有嫉妒）、又氣：那個×××，她的身體比我還差呢！竟然還能懷孕？那個〇〇〇，她自己說她對小孩沒什麼耐心的。還有那個△△△，她根本沒有想再生了，為什麼還要給她呢？

意識到自己有這些情緒，其實讓自己的心情更差，因為我不但沒能成功懷孕，還讓自己成了一個心不美的人。我怎麼變成這樣子呢？

屬於我的「納迪葉」

這樣細微、幽黯的不平與不滿持續了好一陣子，然後，我遇到了屬於我的一片特殊的「**納迪葉**」。

會知道有這片葉子的存在，是一位新聞圈前輩大姊與我聊天時告知我的。她說，每個人都有屬於自己的葉子，葉子上有百千年前印度古聖哲所寫的、要告訴我們每個人的話，包括我們這一世的許多因與果。

由於是用印度古文字所寫的，所以必須由印度受過訓練的智慧尊者來翻譯、解釋，於是，那位印度古聖哲透過一位完全不認識我的印度尊者拿著我的「納迪葉」，對我說：

我這世叫什麼名字，我的父母叫什麼名字，我的配偶叫什麼名字……接著告訴我，我的前世是一名享有權勢的男子，但我不但沒有運用權勢扶貧救弱，反而做了一些不好的事情，讓許多婦女、小孩受苦又受害，所以這輩子，我的婦科不好，同時，無法懷孕生子。

我一直相信因果，但，原來竟在百千年前，我今生的軌跡就已經被預見？原來我的前世，竟然是個讓人恨得牙癢癢的大壞蛋？原來我是因為對不起婦女與小孩，所以無法生育？

但是，自認這世應該還算好心的我，為何前世會這麼令人髮指？如果我前世如此作惡多端，為什麼今生竟能成為還算善良、正直的人？是因為這輩子有幸受到家庭與學校的良好教育，才改變了我的內在、提升了我的品格嗎？

如果我是因為前世之惡而沒能懷孕生子，那麼，一直覺得自己其實還不夠努力求子的我，到底是因為結局已經被寫好，所以注定就是沒有辦法那麼拚命？還是就算再怎麼為了有小孩而多吃上一百倍的苦，我還是不會懷孕？

這些疑問，我當然沒有答案，倒是有個讓我自己都討厭自己的問題，卻突然有了解答：為什麼那些人年紀比我大、身體比我差、嘗試的次數比我少，也沒有我那麼想要孩子，她們卻能夠懷孕，而我、不、能？

——因為，她們從前世就開始善良，而我，我現在才改邪歸正！所以我有什麼好怨的呢?!

不再糾結

欲知前世因，今生受者是；欲知前世果，今生做者是。

我相信上帝是我們的造物主，是我們在天上的父神，但是我也相信，上帝不會無緣無故地隨便安排我們的人生，要麼是祂希望我們能因此學到些什麼，要麼是祂看了我們之前的表現。

我的心情突然開朗，也能夠打從心底誠摯地恭喜朋友，而不帶一絲疑惑了！

我向上帝禱告：雖然我不知道自己前世到底是如何做惡，但我要向那些我曾經傷害過的人表達深深的歉意，也請求他們能原諒我，同時也期許自己，這輩子寧願人負我，不要再我負人了。

那就這樣，放棄吧！放棄所有想再懷孕的念頭！

那就這樣，出發吧！朝向一個不再糾結的未來！

（在這裡我想補充說明：我不覺得求孕不順利的人一定是前世做了什麼錯事，因為我也相信有些人今生的歷程是與上帝約定好的體驗，所以認為是因為自己前世如何才讓我今生不孕，只是純粹對我而言，有助於打開心中的糾結，也讓我期許自己今生要做更好的人，但絕對不代表不孕的婦女就是有什麼問題。）

什麼都無所謂了

未來，在我眼前已經成為模糊的空景，在我心中已是一個沒有重量的名詞。

我在這裡，哪兒也不去

放棄了懷孕的念頭之後，雖然我還是覺得不吃冰、生冷食物與加工食品等等養生守則是很重要的，但是仍不免有「從今以後海闊天空，終於自由了」的感覺，所以像冰淇淋、西瓜、白蘿蔔等等，這些我多年不碰的生冷食物，或是玉米脆片、洋芋片這些富含許多化學調味料的零嘴，我統統都「大開戒」了。

真是久違了的滋味啊！

在努力想懷孕的期間，由於一位不孕症名醫十分強調我一定要運動以促進新陳代謝及加強心肺功能，才有利於成功懷孕，所以我有好一陣子持續地規律運動，也常常留意一些調理身體的相關訊息。

但是，就在我決定放棄懷孕之後，突然感到，這些都不需要了！

不是不知道運動對所有人都有好處，也不是不曉得任何人都該保持身體健康。但是，我就好像一個閘門關了起來，外頭的滾滾洪水都與我無關，那些奔騰自奔騰去吧，我在這裡，哪兒也不去，哪兒也沒有想要去，還有，哪兒，也不知道該去。

無所謂了

是一輛立志朝地圖上標示著「樂園」的目標前進的車子，為了到達目的地而不斷添加汽油、更換機油、留意要做各種維修、保養，現在卻猛然驚覺，地圖上的目標竟已經被塗銷、看不到了，那麼，做那麼多檢修工作，還有什麼意義呢？於是，我手放開方向盤、腳鬆離油門，只想要、也只能夠，頹然地坐在駕駛座上。

也是一個本來充氣飽滿、準備著等風起時，就要高飛升空的漂亮氣球，但赫然發現，風不會來了。那到底是充滿著氣，或是洩掉了氣，也就無所謂吧？

我從雄心滿抱變成了隨時可倒，由鬥志昂揚變成了舉手投降。未來，在我眼前已經成為模糊的空景，在我心中已是一個沒有重量的名詞。所以，今朝有酒今朝醉吧！五花馬，千金裘，呼兒將出換美酒，與爾同消萬古愁！

哈哈！但我無兒可呼哩！無兒可呼啊！……

【圓滿】

終於等到上帝為我預備的孩子

小學時，曾經有老師稱讚我「很有靈性」。才九、十歲大的孩子，哪懂得什麼叫靈性。

等到長大了，想起老師的話，雖然難免沾沾自喜一番，但其實心裡也知道自己哪有什麼靈性。我根本駑鈍得很。

學靜坐的書買了一大堆，但每回嘗試時，還是滿腦子都在想：肚子好餓喔，等等去吃些什麼呢？答應要回某人電話的，竟然忘了那麼久，到現在還沒回，真是太不好意思了，待會兒一定要趁想起來了，趕快回啊！……腦中思緒不斷，心根本靜不下來，唯一感覺靜止著寂然不動的，只有時間：怎麼還沒到時間啊？還要多久才做完，可以起身啊？

好不容易結束了，同行的友人或同學紛紛自陳心得：「好舒服，感覺上才坐了十分鐘呢，原來，竟然已經過了半個鐘頭。」「我覺得腦袋變得比較清了些。」「我感覺好像看到了天堂，看到好舒服的亮光。」

相比之下，我毫無靈性就罷了，甚至連靈魂都彷彿始終在打瞌睡。

別說靜坐我坐不來，曾經學過催眠——那是讓紛亂的腦波變成安靜的阿法（Alpha）波，進入被催眠狀態，以突破時空限制，發現更多的自己；但是，就算有催眠者的指引協助，我也始終都進不去那催眠狀態。

所以，就算小時候真有那麼一點靈性，如今也早就被一層又一層的汙染蒙塵，不見了。

但是，我又確實有過幾次不可思議的經驗。

中天主播盧秀芳從我初進新聞圈時就對我照顧有加，我倆結為好友。後來，雖然因為不再是同事而少了許多聊天的機會，但真摯的情誼是一直在的。

兩人許久沒聯絡了，某天，我做了一個夢——夢見她懷孕了！醒來後，覺得這個夢挺有意思的，就打電話給她，要當成好玩的事情講給她聽。沒想到她的反應竟然是，「妳怎麼知道?!我怕還不穩，所以連我老公，我都還沒跟他說耶！」

我怎麼知道？我怎麼會知道！我哪裡知道?!

過了好一陣子，有天，我夢到主播圈的好友周慧婷懷孕，一樣只是覺得好玩而打電話給她，沒想到她竟然也真的懷孕了，而且同樣才剛確認沒多久。

為什麼她懷孕，我會透過夢境知道？

後來，我又夢見一位影劇記者懷孕。她也一樣在接到我的電話時，一聽就在電話那頭驚叫起來，「妳好可怕喔，我才懷孕兩個多月耶，妳怎麼可能知道?!」

我怎麼有可能知道?!我所曉得的，只有自己什、麼、都、不、知、道。

三個朋友不約而同地對我說：「那妳趕快夢到自己懷孕啊！」

是啊，我也想，但就是夢不到。

結果，倒是別人幫我夢到了。

一天，表姊說：「我夢到妳懷孕了！」

看著表姊忍不住為我高興的表情，我很直率而大方地說：「現在是絕對沒有的，但希望這是個預示的夢囉。」我想表姊的夢，可能就只是因為關心我而日有所思、夜有所夢吧。

但後來，另一位篤信密宗的朋友也做了個關於我的夢，在夢中，我懷抱著一個白白胖胖的娃兒，大家都好高興。

其實她做這個夢時，我們已經決定放棄嘗試，打算在台灣領養孩子了。

不過，領養小孩是大事，過程並不簡單，我們必須向政府核准的辦理出養的機構申請，經過上課、接受家庭訪視等一連串的流程。而每次接受申請的名額也有限制，所以動作稍微慢點，遇上報名額滿，就要等下個梯次——也就是大約半年後才能再報名。此外，為了讓領養父母對領養的法律程序與教養孩子有正確觀念，所以出養機構會安排相關課程，通常為期幾週，這些課程，夫妻兩人一堂課都不能缺席，否則也不能進入下一階段的程序。

從我們決定要領養，到終於報上名、真正能去上課，已經有一年多之久，期間也不乏朋友勸我們：「沒有小孩就是沒有欠債，幹麼還要拉拔小孩長大，讓自己那麼累？」「有必要嗎？你們這樣過日子，不也挺好的？」「現在這社會，孩子聽同學的比聽父母的多，萬一小孩將來不孝順，那你們不氣死了？」

說真的，這些話不是沒有道理，也都是出於好意，希望我們放開心，不要覺得有不足，不過，我們依然渴望「甜蜜的負荷」。

「但是，」朋友問：「如果不是甜蜜，而是沉重的負荷呢？那怎麼辦？」

怎麼辦？最好的辦法就是不要讓這種情況發生吧。

「那就向上帝禱告吧！」朋友給我言簡意賅的建議。

親愛的天上的父神，請您讓我能夠領養到一個我們能帶給彼此快樂、幸福感受的蒙福的好孩子。在人所不能，在神凡事都能；人的盡頭，就是神的起頭，我也相信，您所給我們的一定遠比我們所求、所想的，還要更多、更美好、更豐盛。因為您是如此慈愛著我們的、我們天上的父神。奉主耶穌基督的聖名禱告，阿們！

阿們！我們隨緣，但又有信心、不急躁地等待。

那位夢到我抱著娃兒的朋友，其實彼此已許久未聯絡，那天通電話是為了某件公事，但正事還沒聊，她竟一開口就說，她前一天晚上夢見我抱著一個可愛的胖娃娃！

我感謝她做了這個夢，我的心中有了更篤定的感覺。

不久，出養機溝通知我們，有個小女孩兒才剛出生沒多久，「你們願意收養嗎？」我把這個好消息與要我禱告的好朋友分享，她為我禱告，感覺到神說：「這就是神為你們預備的孩子。等了這麼久，終於等到了！而且，這個孩子將來會長成像一棵大樹一樣，成為社會上一個有用的人。」

聽到神的祝福，我鼻頭酸酸又心頭暖暖的。

上帝知道我等了好久，上帝親手為我揀選了一個蒙福的好孩子。感謝上帝！哈利路亞！

哈利路亞！

要感謝的，太多……

這本書能夠印成發行，我要感謝我心中的美才女——寶瓶文化總編輯朱亞君。

她不但邀我寫這本書，而且很有耐心地（雖然可能同時也是很無奈地）等了我三年的時間寫稿，出版計畫也很貼心地（雖然一定也是很無奈地）一改再改。

同時，我也要感謝氣質、容貌、文筆、EQ俱佳的編輯丁慧瑋對我一再修稿的包容與協助。

還有，我的企劃與宣傳林歆婕、李祉萱，也是負責又能幹的好手，給了我與這本書許多幫助。

另外，對於書中提到的，以及許多限於篇幅與不敏的才思，而未能提及的醫師、關心的朋友們，在這兒，我也一併致上真誠的感謝，謝謝你們對我所做的種種溫暖舉措。

還有，我的公婆、爸爸、我與先生的家族親人，謝謝你們同我與先生一樣愛我們的孩子！

大作家陳之藩先生說：要感謝的人太多，那就謝天吧！

是的。謝天。謝謝上帝！

我所擁有的一切的一切，都是上帝所賜給我的。

謝謝大家&謝謝上帝！

哈利路亞！

國家圖書館預行編目資料

求孕，是一個人的戰場——十四年，只為等一個你／汪用和著. --初版. --臺北市：寶瓶文化, 2020.02, 面； 公分. --(Enjoy；64)
ISBN 978-986-406-170-9 (平裝)
1.不孕症 2.通俗作品

417.125 108016320

寶瓶 AQUARIUS

Enjoy 064

求孕，是一個人的戰場——十四年，只為等一個你

作者／汪用和

發行人／張寶琴
社長兼總編輯／朱亞君
副總編輯／張純玲
資深編輯／丁慧瑋 編輯／林婕伃
美術主編／林慧雯
校對／丁慧瑋・林俶萍・劉素芬・汪用和
營銷部主任／林歆婕 業務專員／林裕翔 企劃專員／李祉萱
財務主任／歐素琪
出版者／寶瓶文化事業股份有限公司
地址／台北市110信義區基隆路一段180號8樓
電話／(02)27494988 傳真／(02)27495072
郵政劃撥／19446403 寶瓶文化事業股份有限公司
印刷廠／世和印製企業有限公司
總經銷／大和書報圖書股份有限公司 電話／(02)89902588
地址／新北市五股工業區五工五路2號 傳真／(02)22997900
E-mail／aquarius@udngroup.com

著作完成日期／二〇一九年八月
初版一刷日期／二〇二〇年二月
初版二刷日期／二〇二〇年二月十一日

ISBN／978-986-406-170-9
定價／三一〇元

AQUARIUS 寶瓶文化事業

愛書人卡

感謝您熱心的為我們填寫，
對您的意見，我們會認真的加以參考，
希望寶瓶文化推出的每一本書，都能得到您的肯定與永遠的支持。

系列：Enjoy 064 **書名：求孕，是一個人的戰場——十四年，只為等一個你**

1.姓名：＿＿＿＿＿＿＿＿ 性別：□男 □女

2.生日：＿＿＿年＿＿＿月＿＿＿日

3.教育程度：□大學以上 □大學 □專科 □高中、高職 □高中職以下

4.職業：＿＿＿＿＿＿＿＿

5.聯絡地址：＿＿＿＿＿＿＿＿＿＿＿＿＿＿＿＿＿＿＿＿＿

聯絡電話：＿＿＿＿＿＿＿＿ 手機：＿＿＿＿＿＿＿＿

6.E-mail信箱：＿＿＿＿＿＿＿＿＿＿＿＿＿＿

□同意 □不同意 免費獲得寶瓶文化叢書訊息

7.購買日期：＿＿年＿＿月＿＿日

8.您得知本書的管道：□報紙／雜誌 □電視／電台 □親友介紹 □逛書店 □網路 □傳單／海報 □廣告 □其他

9.您在哪裡買到本書：□書店，店名＿＿＿＿＿＿ □劃撥 □現場活動 □贈書

□網路購書，網站名稱：＿＿＿＿＿＿＿ □其他＿＿＿＿＿＿

10.對本書的建議：（請填代號 1.滿意 2.尚可 3.再改進，請提供意見）

內容：＿＿＿＿＿＿＿＿＿＿＿＿＿＿

封面：＿＿＿＿＿＿＿＿＿＿＿＿＿＿

編排：＿＿＿＿＿＿＿＿＿＿＿＿＿＿

其他：＿＿＿＿＿＿＿＿＿＿＿＿＿＿

綜合意見：＿＿＿＿＿＿＿＿＿＿＿＿＿＿＿＿＿＿＿＿＿＿＿＿＿＿＿＿

11.希望我們未來出版哪一類的書籍：＿＿＿＿＿＿＿＿＿＿＿＿＿＿＿＿＿＿

讓文字與書寫的聲音大鳴大放

寶瓶文化事業股份有限公司

（請沿此虛線剪下）

廣 告 回 函
北區郵政管理局登記
證北台字15345號
免貼郵票

寶瓶文化事業股份有限公司 收

110台北市信義區基隆路一段180號8樓
8F,180 KEELUNG RD.,SEC.1,
TAIPEI.(110)TAIWAN R.O.C.

（請沿虛線對折後寄回，或傳真至02-27495072。謝謝）